Zeig mir mehr Biostatistik!

Reinhard Vonthein · Iris Burkholder ·
Rainer Muche · Geraldine Rauch

Zeig mir mehr Biostatistik!

Mehr Ideen und neues Material für einen guten Biometrie-Unterricht

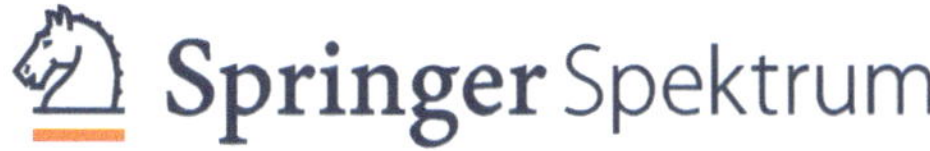

Reinhard Vonthein
Institut für Medizinische Biometrie
Universität zu Lübeck
Lübeck
Deutschland

Iris Burkholder
Department Gesundheit und Pflege
Hochschule für Technik und Wirtschaft
des Saarlandes
Saarbrücken
Deutschland

Rainer Muche
Institut für Epidemiologie und Med. Biometrie
Universität Ulm
Ulm
Deutschland

Geraldine Rauch
Institut für Medizinische Biometrie und
Epidemiologie
Universitätsklinikum Hamburg-Eppendorf
Hamburg
Deutschland

Ergänzende Materialien finden Sie unter http://extras.springer.com/978-3-662-54824-0

ISBN 978-3-662-54824-0   ISBN 978-3-662-54825-7   (eBook)
https://doi.org/10.1007/978-3-662-54825-7

Die Deutsche Nationalbibliothek verzeichnet diese Publikation in der Deutschen Nationalbibliografie; detaillierte bibliografische Daten sind im Internet über http://dnb.d-nb.de abrufbar.

Springer Spektrum

Planung: Dr. Annika Denkert

Gedruckt auf säurefreiem und chlorfrei gebleichtem Papier

Springer Spektrum ist Teil von Springer Nature
Die eingetragene Gesellschaft ist Springer-Verlag GmbH Deutschland
Die Anschrift der Gesellschaft ist: Heidelberger Platz 3, 14197 Berlin, Germany

Vorwort

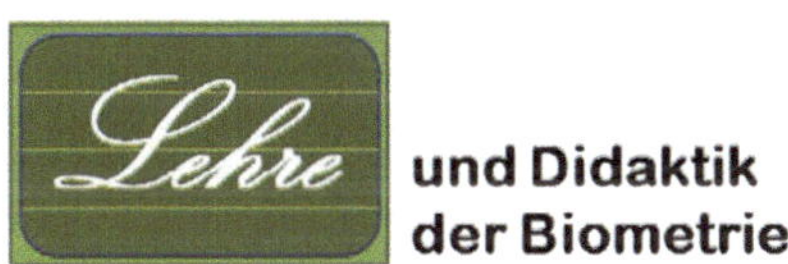 **und Didaktik der Biometrie**

Liebe Leserinnen und Leser,

in diesem Buch werden die Einreichungen für den Preis für das beste Lehrmaterial im Fach Biometrie 2016 veröffentlicht, der von der Arbeitsgruppe „Lehre und Didaktik der Biometrie" der deutschen Region der Internationalen Biometrischen Gesellschaft (IBS-DR) ausgeschrieben wurde (http://www.biometrische-gesellschaft.de/arbeitsgruppen/lehre-und-didaktik-der-biometrie.html). Wir sind der IBS-DR für die finanzielle Unterstützung sehr dankbar.

Die AG Lehre und Didaktik der Biometrie bietet ein Forum zur Vernetzung und zum Austausch von Unterrichtskonzepten und Ideen im Fach Biometrie. Neben der universitären Lehre und Lehrkonzepten im Bereich der Industrie stellt die Nachwuchsförderung an Schulen einen besonderen Schwerpunkt dar. Die Arbeitsgruppe befasst sich dabei sowohl mit konkreten Lehrinhalten als auch mit didaktischen Themen, neuen Unterrichtsmethoden, Mediennutzung und Fragen der Lehrkoordination.

Die jetzige Ausschreibung ist die zweite, nachdem der Preis 2013 zum ersten Mal vergeben wurde. Die Beiträge der ersten Preisverleihung sind im Buch: *G. Rauch, R. Muche, R. Vonthein (Hrsg.): Zeig mir Biostatistik! Springer-Verlag Berlin 2014* veröffentlicht worden. Die Ausschreibung 2016 richtete sich, wie auch schon die erste Ausschreibung, an Dozenten, die im Bereich Biometrie an einer Universität oder Fachhochschule lehren. Eingereicht werden konnten selbstentwickelte, gebrauchsfähige Unterrichtsmaterialien, wie z. B. Vorschläge für die Gestaltung einer Unterrichtseinheit, Software-Anwendungen zur Illustration biometrischer Themen oder Ideen für biometrische Experimente im Studierendenunterricht. Die Bewertung der Beiträge übernahm eine Jury von vier Mitgliedern: Prof. Dr. Iris Burkholder (HTW Saarland), Prof. Dr. Rainer Muche (Universität Ulm), Prof. Dr. Geraldine Rauch (Universitätsklinikum Hamburg-Eppendorf) und

Dr. Reinhard Vonthein (Universität zu Lübeck). Alle Jurymitglieder haben, außer Konkurrenz, auch eigene Ideen für dieses Buch beigetragen.

Im Rahmen der Ausschreibung 2016 sind zwölf Beiträge eingegangen, die Sie alle in diesem Band finden. Dabei ließen sich die Einreichungen vier Schwerpunkten zuordnen: interaktive Software-Anwendungen im Unterricht, spielerische Studienplanung und Auswertungen, Diagnosetests anhand von illustrativen Experimenten und das kritische Lesen von Literatur. Durch diese interne Gliederung können die Beiträge auch gezielt nach interessierenden Themen angesehen und ausprobiert werden. Zusätzliches Lehrmaterial zur einfachen Anwendung und Umsetzung der eingereichten Unterrichtsideen steht auf der Springer-Homepage zur Verfügung. Die Autoren freuen sich sicher über Feedback und Erfahrungen zu ihren Unterrichtsmaterialien.

Für die Preisvergabe wurden die Beiträge nach den Kriterien der Originalität und der einfachen und breiten Anwendbarkeit und Übertragbarkeit bewertet. Den Preis für das beste Lehrmaterial 2016 wurde von der Jury dem Beitrag von Jochen Kruppa und Klaus Jung mit dem Titel „Interaktive Tools für die Lehre der Statistischen Bioinformatik" zugesprochen, den Sie in Teil 1 des Buches finden. Die Idee interaktive Elemente im Unterricht einzusetzen und mit den notwendigen Programmierschritten zu koppeln, hat die Jury überzeugt. Der Beitrag ist so aufgebaut, dass die Unterrichtsmaterialien direkt einsetzbar und auch ohne lange Einarbeitung auf eigene Lehrsituationen umsetzbar sind.

Wir Herausgeber freuen uns über die vielen interessanten Beiträge. Aus Gründen der besseren Lesbarkeit verwenden wir in diesem Buch überwiegend das generische Maskulinum. Dies impliziert immer beide Formen, schließt also die weibliche Form mit ein. Die genannten Markennamen sind eingetragene Warenzeichen. Wir wünschen Ihnen viel Spaß beim Lesen und Umsetzen der Vorschläge.

November 2016   R. Vonthein,
                                                                     I. Burkholder,
                                                                     R. Muche,
                                                                     G. Rauch

Inhaltsverzeichnis

Karin Binder Didaktik der Mathematik, Universität Regensburg, Universitätsstraße 31, 93053 Regensburg, Deutschland
E-Mail: Karin.Binder@mathematik.uni-regensburg.de

Dr. Jessica Brensing Department Gesundheit und Pflege, Hochschule für Technik und Wirtschaft, Goebenstraße 40, 66117 Saarbrücken, Deutschland
E-Mail: jessica.brensing@htwsaar.de

Prof. Dr. Iris Burkholder Department Gesundheit und Pflege, Hochschule für Technik und Wirtschaft, Goebenstraße 40, 66117 Saarbrücken, Deutschland
E-Mail: iris.burkholder@htwsaar.de

Dr. Stefan Englert Institut für Medizinische Biometrie und Informatik, Ruprecht-Karls Universität Heidelberg, Marsilius-Arkaden Im Neuenheimer Feld 130.3, 69120 Heidelberg, Deutschland
E-Mail: englert@imbi.uni-heidelberg.de

Theodor Framke Institut für Biometrie, Medizinische Hochschule Hannover, Carl-Neuberg-Straße 1, 30625 Hannover, Deutschland
E-Mail: framke.theodor@mh-hannover.de

Dr. Cornelia Frömke KKH Kaufmännische Krankenkasse, Karl-Wiechert-Allee 61, 30625 Hannover, Deutschland
E-Mail: cornelia.froemke@kkh.de

Dr. Bernhard Haller Institut für Medizinische Statistik und Epidemiologie, Klinikum rechts der Isar der Technischen Universität München, Ismaninger Str. 22, 81675 München, Deutschland
E-Mail: bernhard.haller@tum.de

Prof. Dr. Klaus Jung Institut für Tierzucht und Vererbungsforschung, Stiftung Tierärztliche Hochschule Hannover, Bünteweg 17p, 30559 Hannover, Deutschland
E-Mail: klaus.jung@tiho-hannover.de

Dr. Jochen Kruppa Institut für Tierzucht und Vererbungsforschung, Stiftung Tierärztliche Hochschule Hannover, Bünteweg 17p, 30559 Hannover, Deutschland
E-Mail: jochen.kruppa@tiho-hannover.de

PD Dr. med. Jörg Marienhagen Nuklearmedizin, Universitätsklinikum Regensburg, Franz-Josef-Strauß-Allee 11, 93053 Regensburg, Deutschland
E-Mail: Joerg.Marienhagen@ukr.de

Dr. Benjamin Mayer Institut für Epidemiologie und Medizinische Biometrie, Universität Ulm, Schwabstraße 13, 89075 Ulm, Deutschland
E-Mail: benjamin.mayer@uni-ulm.de

Marianne Meule Institut für Epidemiologie und Medizinische Biometrie, Universität Ulm, Schwabstraße 13, 89075 Ulm, Deutschland
E-Mail: marianne.meule@uni-ulm.de

Prof. Dr. Rainer Muche Institut für Epidemiologie und Medizinische Biometrie, Universität Ulm, Schwabstraße 13, 89075 Ulm, Deutschland,
E-Mail: rainer.muche@uni-ulm.de

Aline Naumann Institut für Klinische Epidemiologie und angewandte Biometrie, Universitätsklinikum Tübingen, Silcherstraße 5, 72076 Tübingen, Deutschland
E-Mail: Aline.Naumann@uni-tuebingen.de

Prof. Dr. Geraldine Rauch Institut für Medizinische Biometrie und Epidemiologie, Universitätsklinikum Hamburg-Eppendorf, Martinistr. 52, W 34, 20251 Hamburg, Deutschland
E-Mail: g.rauch@uke.de

Friederike Rohlmann Institut für Epidemiologie und Medizinische Biometrie, Universität Ulm, Schwabstraße 13, 89075 Ulm, Deutschland
E-Mail: friederike.rohlmann@uni-ulm.de

Albert Rosenberger Institut für Genetische Epidemiologie, Universitätsmedizin Göttingen, Humboldtallee 32, 37073 Göttingen, Deutschland
E-Mail: arosenb@gwdg.de

Dr. Reinhard Vonthein Hüxstraße 43, 23552 Lübeck, Deutschland
E-Mail: reinhard.vonthein@gmx.de

Dr. Antonia Zapf Institut für Medizinische Statistik, Universitätsmedizin Göttingen, Humboldtallee 32, 37073 Göttingen, Deutschland
E-Mail: antonia.zapf@med.uni-goettingen.de

Teil I

Interaktive Softwareanwendungen

Interaktive Grafiken – Ein einfaches und effektives Mittel zur Vermittlung komplexer Zusammenhänge

Stefan Englert

Zusammenfassung

Wenn ein Bild mehr als tausend Worte sagen kann, so bieten dynamische interaktive Grafiken ein noch größeres Potenzial. In der Lehre eignen sich diese insbesondere als einfaches und effektives Mittel zur Visualisierung und damit zur Vermittlung komplexer Sachverhalte.

Wir beschreiben hier zwei Möglichkeiten, wie sich solche interaktive Grafiken sehr einfach realisieren lassen. Beide Möglichkeiten sind technisch leicht umsetzbar und benötigen insbesondere keine weiteren Installationen in den Unterrichtsräumen. Sie sind somit geeignet, um in der Lehre verwendet werden zu können.

Anhand zweier Beispiele, die aus einer Lehrveranstaltung für Studierende der Humanmedizin übernommen wurden, demonstrieren wir, wie diese direkt in eine Lehrveranstaltung integriert bzw. aus dem bestehenden Unterrichtsmaterial heraus entwickelt wurden.

Zusätzliches Lehrmaterial zur einfachen Anwendung der eingereichten Unterrichtsideen steht auf der Springer-Homepage http://www.springer.com/978-3-662-54824-0 zur Verfügung.

S. Englert (✉)
Institut für Medizinische Biometrie und Informatik (IMBI),
Ruprecht-Karls-Universität Heidelberg, Marsilius-Arkaden,
Im Neuenheimer Feld 130.3, D-69120 Heidelberg, Deutschland
E-Mail: englert@imbi.uni-heidelberg.de

© Springer-Verlag GmbH Deutschland 2017
R. Vonthein et al., *Zeig mir mehr Biostatistik!*,
https://doi.org/10.1007/978-3-662-54825-7_1

1.1 Einleitung

Dieser Beitrag zu interaktiven Grafiken ist durch die Lehrveranstaltung „Querschnitts-bereich Epidemiologie, Medizinische Biometrie und Medizinische Informatik" motiviert, welche für Studierende der Humanmedizin an der Universitätsklinik Heidelberg angeboten wird. Die Themen der Veranstaltung umfassen neben einer Einführung in Zufallsvariablen und Wahrscheinlichkeitsverteilungen die Bereiche Prognose, Diagnose und Therapie. Dabei werden auch anspruchsvollere statistische Verfahren, wie diagnostische Gütekriterien oder komplexere statistische Testverfahren, behandelt. Ziel ist es jeweils, dass die Studierenden die unterschiedlichen Einflussfaktoren begreifen und ein Verständnis für die Zusammenhänge entwickeln.

Um beispielsweise ein Grundverständnis verschiedener statistischer Wahrscheinlich-keitsverteilungen zu vermitteln, wurden lange Zeit mehrere verschiedenfarbige Linien innerhalb einer Grafik dargestellt. Diese Linien repräsentierten dabei jeweils eine andere Parameterkonstellation. In komplexeren Situationen, etwa zur Illustration der Abhängig-keit einer Teststatistik oder Fallzahlplanung von einem oder mehreren Einflussparametern, war eine derartige Darstellung nicht direkt möglich. Hier wurde der zugrundeliegende Zusammenhang anhand mehrerer hintereinander folgender Grafiken illustriert und so den Studierenden nähergebracht.

Leichter ist dies anhand einer einzigen, jedoch dynamischen Grafik möglich. Die tech-nische Machbarkeit stellte lange ein Hindernis dar. Mittlerweile steht den Dozenten eine ganze Sammlung dieser interaktiven Grafiken zur Verfügung, die sie in die Lehrveranstal-tung einbauen können.

Im Folgenden werden wir sehen, dass Softwarelösungen existieren, die diese Umset-zung sehr einfach möglich machen. Dazu werden zwei unterschiedliche Herangehenswei-sen beschrieben. Erstere basiert auf einer Lösung von Wolfram Research, den Entwicklern des kommerziellen mathematisch-naturwissenschaftlichen Softwarepakets „Mathema-tica". Die zweite Herangehensweise basiert auf der freien Programmiersprache „R".

Beide Herangehensweisen haben dabei gemeinsam, dass keine speziellen Installationen im Unterrichtsraum notwendig sind; ein Beamer, an den man seinen Laptop anschließen kann, genügt. Alle weiteren Schritte lassen sich direkt auf dem Laptop durchführen. Eine Internetverbindung erleichtert jeweils den Zugriff auf die interaktiven Grafiken, ist jedoch nicht zwingend notwendig. Beide Ansätze eignen sich demnach hervorragend um schnell und effektiv in bestehende Unterrichtsmaterialien eingebaut werden zu können.

1.2 Methodik

Im Folgenden werden zwei einfache und effektive Möglichkeiten präsentiert, wie sich interaktive Grafiken für eine Lehrveranstaltung erstellen und verwenden lassen.

1.2.1 Wolfram Research Demonstrations

Wolfram Research hat für sein kommerzielles mathematisch-naturwissenschaftliches Softwarepaket „Mathematica" ein spezielles Dateiformat für interaktive Dokumente entwickelt, das Computable Document Format oder kurz CDF. Im Gegensatz zum bekannteren Portable Document Format oder kurz PDF von Adobe Acrobat ist der Inhalt des Dokumentes nicht statisch, sondern reagiert dynamisch bzw. interaktiv auf Veränderungen durch den Nutzer. Wolfram Research spricht hier von sogenannten *Demonstrations*.

Zur Erstellung und Bearbeitung dieser interaktiven Demonstrations ist eine Vollversion von Mathematica notwendig. Innerhalb der Software erlaubt das Kommando `Manipulate` Interaktivität und so die Visualisierung davon, wie Graphen (und andere Terme) sich in Abhängigkeit von einem oder mehreren Parametern verhalten. Die Verwendung ist dabei denkbar einfach. In `Manipulate` wird zuerst der Term angegeben, der von einem Parameter abhängt, beispielsweise eine Plot-Anweisung. Als Zweites folgt der Parameter, der veränderbar sein soll, zusammen mit einer Bereichsangabe in der Form `{variable, von, bis}`. Als Ergebnis erhält man nicht nur eine Grafikausgabe, sondern es wird zusätzlich ein Schieberegler eingeblendet, mit dem der angegebene Parameter variiert werden kann. Je nach Einstellung des Reglers wird die zugehörige Grafik neu berechnet.

`Manipulate` kann beispielsweise dazu verwendet werden, die Abhängigkeit einer Verteilung von einem oder mehreren Parametern darzustellen. Der folgende Befehl erzeugt innerhalb von Mathematica eine (statische) Grafik der Dichte einer Standardnormalverteilung (S. Abb. 1.1):

```
Plot[PDF[NormalDistribution[0,1],x],{x,-6,6}].
```

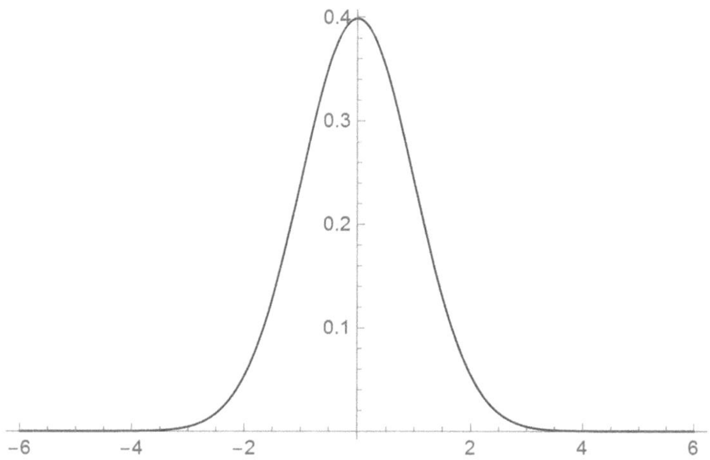

Abb. 1.1 Statische Grafik der Dichte einer Standardnormalverteilung aus Mathematica

Um diese Grafik interaktiv bezüglich des Streuungsparameters zu gestalten (s. Abb. 1.2), genügt der folgende Befehl in Mathematica:

```
Manipulate[Plot[PDF[NormalDistribution
         [0,σ],x],{x,-6,6}],{σ,1,2}].
```

Die fertige interaktive Grafik kann nun aus Mathematica heraus im Computable Document Format abgespeichert und als Datei komfortabel weiterverteilt werden. Um diese anzusehen, ist dabei nur ein frei verfügbares Anzeigeprogramm, der Computable Document Format Player, notwendig.

Hier lässt sich eine Parallele zu Adobe Acrobat und dem PDF Format ziehen. Während das Programm zur direkten Erstellung und Bearbeitung der Dokumente, der Adobe Acrobat Pro, kostenpflichtig ist, steht das Anzeigeprogramm, der Adobe Acrobat Reader, kostenlos zum Download zur Verfügung.

Im Gegensatz zum PDF lassen sich neue Demonstrations nicht durch andere Programme erzeugen. Da nicht jede Schule bzw. Universität über eine Volumenlizenz für Mathematica verfügt, ist dies eine bedeutende Einschränkung. Die direkte Erstellung neuer Demonstrations ist somit mit zusätzlichen Kosten verbunden. Glücklicherweise ist eine Neuerstellung häufig überhaupt nicht notwendig. Im Rahmen eines ebenfalls von Wolfram Research gegründeten Wolfram Demonstration Projekts™ werden Demonstrations zu unterschiedlichen Themengebieten gesammelt und frei zur Verfügung gestellt. Mittlerweile stehen insgesamt mehr als 10.000 fertige derartige Demonstrations zur Verfügung (s. Abb. 1.3).

Im Bereich Statistik mit aktuell annähernd 1000 Demonstrationen finden sich fertige Lösungen zu unterschiedlichen allgemeinen Prognose-, Diagnose- und Testverfahren,

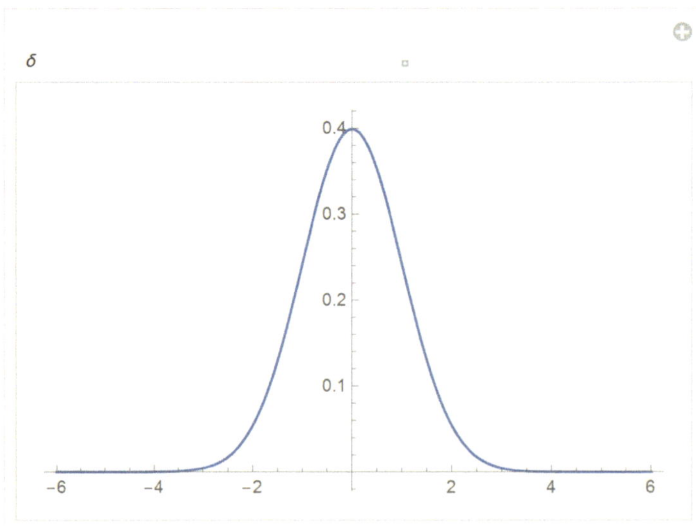

Abb. 1.2 Interaktive Grafik der Dichte einer Normalverteilung aus Mathematica

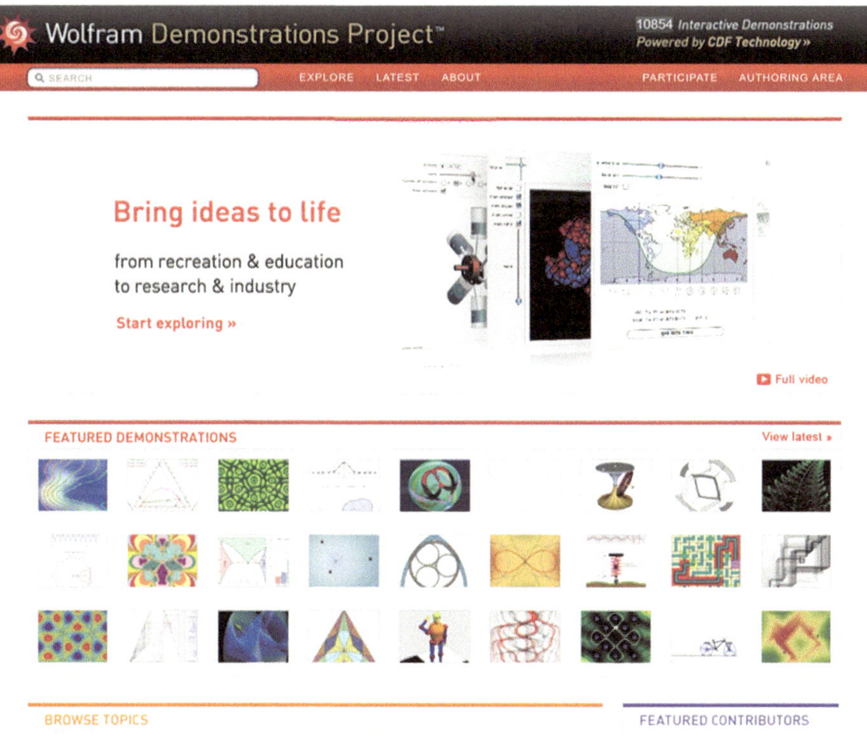

Abb. 1.3 Screenshot des Wolfram Demonstration Project mit über 10.000 fertigen interaktiven Demonstrationen (http://demonstrations.wolfram.com/; reproduziert mit Erlaubnis von Wolfram Research, Inc.)

sowie zu vielen Spezialthemen wie dem Satz von Bayes, Simpson's Paradox, dem Benfordschen Gesetz und vielem mehr.

Jede einzelne Demonstration ist dabei ausführlich dokumentiert. Sofern der Computational Document Format Player auf dem PC installiert ist, können die Demonstrationen auch direkt aus dem Browser heraus interaktiv verwendet werden. Sie können immer auch als Datei heruntergeladen werden und sind so ohne Internetverbindung nutzbar.

1.2.2 R Shiny-Applikationen

Die zweite Herangehensweise zur Erstellung interaktiver Grafiken, die wir hier vorstellen möchten, sind sogenannte R Shiny-Applikationen. Interaktive Grafiken sind dabei fast nur ein Nebenprodukt. Bei R Shiny-Applikationen handelt es sich vielmehr um eine Möglichkeit, professionell aussehende Cloud-basierte interaktive Ausgaben mit interaktiver Benutzeroberfläche zu erstellen. Diese wurden von R Studio entwickelt und basieren auf der freien Programmiersprache R. Die zusätzliche Funktionalität lässt sich dabei komfortabel direkt in R als Erweiterungspaket einbinden.

Zur Programmierung derartiger Applikationen wird nur Wissen in der Programmiersprache R benötigt. Ein R-Programmierer kann R Shiny sehr schnell lernen und Applikationen erstellen. Selbst für komplexe und professionelle Benutzeroberflächen sind keine weiteren Programmierkenntnisse, insbesondere nicht in HTML oder JAVA, notwendig.

Die Entwickler von R Shiny stellen auf ihrer Homepage ein zweieinhalb-stündiges Tutorial bereit (http://shiny.rstudio.com/tutorial/). Dieses beschreibt umfassend alle notwendigen Schritte von der Erstellung einer R Shiny Applikation bis zur Verbreitung über eine öffentlich zugängliche Homepage.

Wenn die für die Lehrveranstaltung benötigten Grafiken schon in R programmiert wurden, so lassen sich diese besonders einfach in eine interaktive R Shiny-Applikation überführen. Beispielsweise erzeugt der linke Codeabschnitt in Tab. 1.1 eine Grafik der diskreten Dichtefunktion der Binomialverteilung. Dazu werden zuerst die beiden Parameter n, für die Fallzahl, und p, für die Erfolgswahrscheinlichkeit definiert und anschließend wird die Grafik über einen Plot-Befehl ausgegeben. Der prinzipielle Aufbau ist bei einer R Shiny Applikation der gleiche (s. Tab. 1.1 rechts).

Für eine R Shiny-Applikation muss das „shiny"-Paket installiert und im Code geladen werden. Darauf folgen Codeabschnitte, die einerseits die Benutzeroberfläche (User

Tab. 1.1 Code in Rs zur grafischen Darstellung der diskreten Dichtefunktion der Binomialverteilung

	Code zu Erzeugung einer statischen R-Grafik	Code zur Erzeugung einer interaktiven R-Grafik (R Shiny-Applikation)
1		`library(shiny)`
2		
3		`ui <- fluidPage(`
4	`n <- 10`	`  sliderInput(„n",`
5		`    label = „n", value = 10,`
6		`min = 1, max = 25),`
7	`p <- 0.2`	`  sliderInput(„p",`
8		`    label = „p", value = 0.2,`
9		`min = 0, max = 1),`
10		`  plotOutput(„pdfPlot")`
11		`)`
12		`server <- function(input, output) {`
13		`  output$pdfPlot <- renderPlot({`
14	`plot(0:n,`	`    plot(0:input$n,`
15	`    dbinom(0:n, n, p),`	`      dbinom(0:input$n, input$n,`
16	`  type = „h",`	`input$p),`
17	`  xlab = „Anzahl Treffer",`	`    type = „h",`
18	`  ylab =`	`    xlab = „Anzahl Treffer",`
19	`„Wahrscheinlichkeit"`	`    ylab = „Wahrscheinlichkeit"`
20	`  )`	`  ) })`
21		`}`
22		`shinyApp(ui = ui, server = server)`

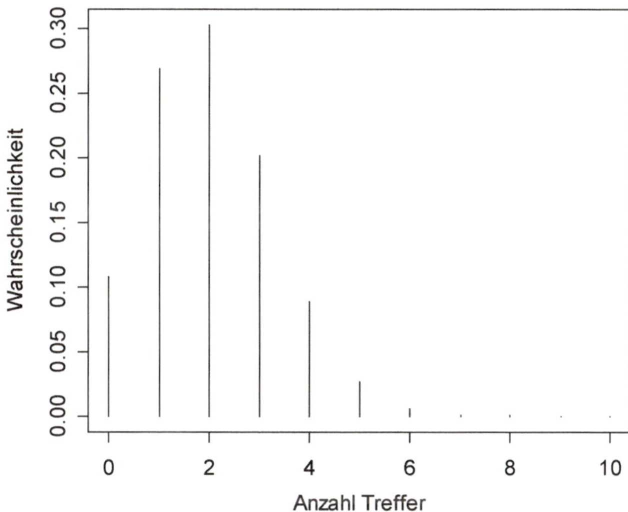

Abb. 1.4 Diskrete Dichtefunktion der Binomialverteilung

Interface, UI) und andererseits die zur Durchführung notwendigen Berechnungen (Server) definieren. Der Code bleibt dabei sehr gut lesbar und ist mit R-Kenntnissen nahezu direkt verständlich. In unserem Beispiel besteht die Benutzeroberfläche aus zwei Schiebereglern, je einer für die Fallzahl n und die Erfolgswahrscheinlichkeit p, sowie der Grafikausgabe. Interaktiv berechnet wird, basierend auf diesen Eingaben, lediglich die Grafikausgabe. Für weitere Details zu den verwendeten Befehlen verweisen wir auf die oben erwähnte Einführung zu R Shiny-Applikationen.

Ausgeführt in R erzeugen beide Codeteile von Tab. 1.1 erst einmal eine Grafik wie in Abb. 1.4. Die R Shiny-Applikation wird dabei in einem Browserfenster geöffnet und es befinden sich neben der Grafik zusätzlich zwei Steuerelemente wie in Abb. 1.5. Werden die zugehörigen Schieberegler verändert, so aktualisiert sich direkt und interaktiv die zugehörige Grafik

Abb. 1.5 Zusätzliche Steuerelemente der R Shiny-Applikation

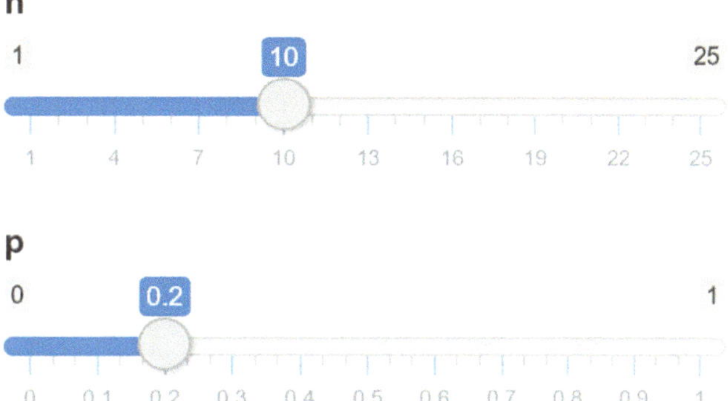

R Shiny bietet zusätzlich die Möglichkeit, die Applikation kostenlos im Internet zu ver-
öffentlichen. Für die oben genannte Applikation haben wir dies unter dem Link:
https://imbi.shinyapps.io/binom-app-min/
getan. Für eine detaillierte Beschreibung der Vorgehensweise verweisen wir wieder auf
das Tutorial zu R Shiny.

Die fertige R Shiny-Applikation kann über den Link direkt in einem Webbrowser angezeigt werden, ohne dass weitere Software oder Plug-Ins nötig sind. Dadurch funktioniert
sie, unabhängig vom jeweiligen Betriebssystem, auf PCs, Tablets und Smartphones.

Endnutzer der veröffentlichten Applikation – dies können sowohl Lehrende als auch
Studenten sein – benötigen insbesondere auch keine Kenntnisse mehr in der Programmiersprache R.

1.3   Beispielanwendung

Die folgenden zwei Beispiele sind ein Auszug aus den im Kurs „Querschnittsbereich Epidemiologie, Medizinische Biometrie und Medizinische Informatik" an der Universitätsklinik in Heidelberg verwendeten Anwendungen. Die Bespiele stammen aus den Berei-
chen Diagnose (Beispiel 1) und Therapie (Beispiel 2). Wir gehen dabei jeweils kurz auf
den thematischen Hintergrund ein und heben den Sachverhalt hervor, der durch eine interaktive Grafik illustriert und erklärt werden soll.

1.3.1   Beispiel 1 Wolfram Research Demonstrations: ROC Kurve

Im Bereich Diagnose werden in der Lehrveranstaltung einfache Diagnosetests mit binären
Messgrößen behandelt. Dabei werden die diagnostischen Gütekriterien der Sensitivität und
Spezifität erklärt und anhand von Beispielen von den Studierenden berechnet. Die Bei-
spiele entstammen dabei einem quantitativen Diagnosetest, aus dem durch unterschied-
liche Schwellenwerte binäre Diagnosetests konstruiert wurden. Letztendlich wird so zur
Receiver Operating Characteristic (ROC)-Kurve übergeleitet, welche wie folgt definiert ist:

> Receiver Operating Characteristic (ROC)-Kurven entstehen, wenn man bei quantitati-
> ven Diagnosetests die kritische Schwelle für die Test-Positivität variiert. Dabei erhält
> man eine Familie binärer Diagnosetests, die alle unterschiedliche Sensitivität und Spe-
> zifität haben. Die Paare (Sensitivität, 1 – Spezifität) bilden die ROC-Kurve.

Die Fläche unter der ROC-Kurve drückt die Fähigkeit des Diagnosetests aus, zwischen
„krank" und „gesund" zu unterscheiden.

Wir wollen nun diesen Sachverhalt anhand einer Demonstration darstellen. Sowohl im
Wolfram Demonstration Project™ als auch in den elektronischen Materialien zu diesem

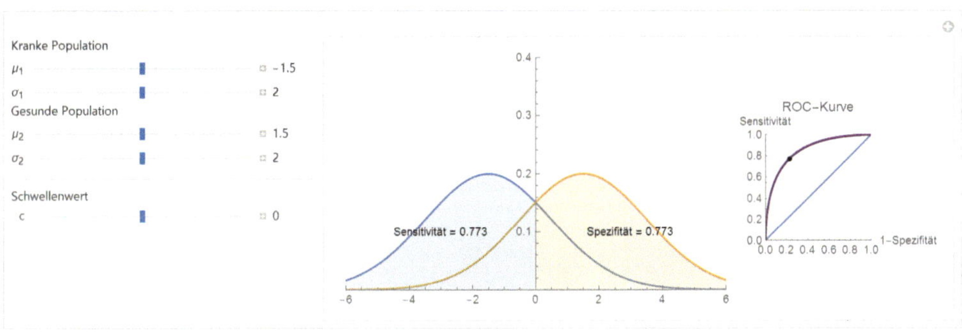

Abb. 1.6 Screenshot aus der Demonstration zur ROC-Kurve

Beitrag befindet sich eine geeignete Demonstration, anhand derer die Funktionsweise und Konstruktion der ROC-Kurve erklärt werden kann.

Die Demonstration zeigt sowohl für eine kranke Population als auch für eine gesunde Population die Verteilung der Messgröße (s. Abb. 1.6). Für einen festgelegten Schwellenwert wird die Sensitivität und Spezifität des zugehörigen binären Diagnosetests berechnet und in die Grafik eingetragen. Zusätzlich wird das Paar (Sensitivität, 1 – Spezifität) in eine separaten Grafik gezeigt, in welcher auch die gesamte ROC-Kurve eingetragen ist.

Variiert man nun den Schwellenwert, so ändert sich auch die Sensitivität und Spezifität des zugehörigen binären Diagnosetests (s. Abb. 1.7). In der Demonstration kann dies direkt mitverfolgt werden. So kann beispielsweise live in der Lehrveranstaltung gezeigt werden, wie der Punkt die ROC-Kurve entlangwandert und diese so beschreibt.

Ebenso kann aufgezeigt werden, wie sich die ROC-Kurve verändert, wenn sich die kranke und gesunde Population stärker unterscheiden bzw. ähnlicher sind (s. Abb. 1.8). Erwartungsgemäß wird bei größerer Differenzierung die Fläche unter der ROC-Kurve größer. Sie hat den Wert 0.5, falls es keine Trennung zwischen der kranken und gesunden Population gibt.

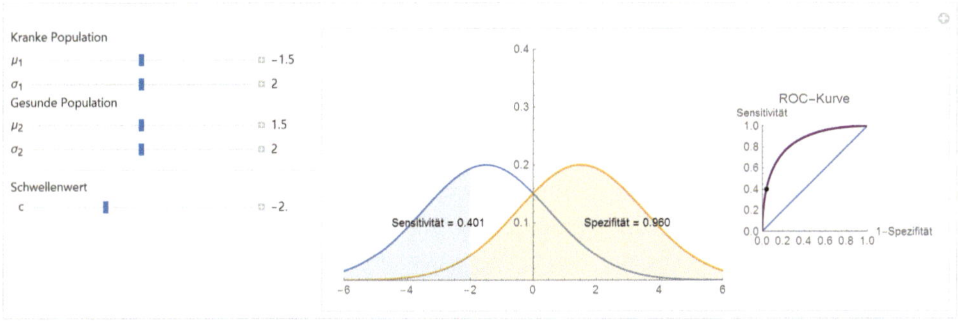

Abb. 1.7 Screenshot aus der Demonstration zur ROC-Kurve (mit verändertem Schwellenwert)

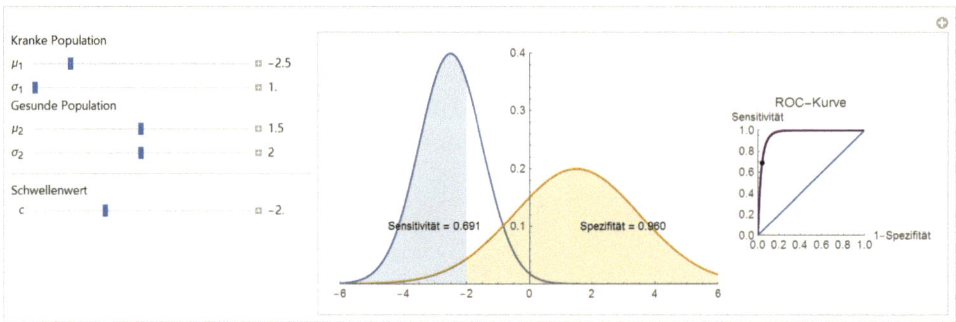

Abb. 1.8 Screenshot aus der Demonstration zur ROC-Kurve (mit veränderteren Parametern für die Verteilung der kranken Population)

1.3.2 Beispiel 2 R Shiny-Applikation: p-Wert für Binomialtest

Im Bereich Therapie wird in der Lehrveranstaltung das Prinzip des statistischen Testens anhand des Binomialtests behandelt. Dabei wird die Formulierung der korrekten Null- und Alternativhypothese, die Wahl einer passenden Prüfgröße und insbesondere auch der p-Wert behandelt. Der p-Wert des Binomialtests ist wie folgt definiert:

> Für einen Binomialtest beschreibt der p-Wert die Wahrscheinlichkeit, den in der Stichprobe beobachteten Wert oder einen in Richtung der Alternativhypothese noch extremeren Wert zu beobachten, wenn in Wahrheit die Nullhypothese zutrifft.

Um dies geeignet zu illustrieren, wurde das in Abschn. 1.2.2 beschriebene Minimalbeispiel einer R Shiny-Applikation noch erweitert und auf der Internetseite
https://imbi.shinyapps.io/binom-app/
veröffentlicht. Die fertige Applikation erlaubt verschiedene Einstellungsmöglichkeiten für die Anzahl der Versuche, die Erfolgswahrscheinlichkeit, sowie für die Wahrscheinlichkeit, die berechnet werden soll. Der zugehörige Bereich wird dabei in der Dichtefunktion der Binomialverteilung hervorgehoben und die zugehörige Wahrscheinlichkeit ausgegeben (s. Abb. 1.9).

Zur Berechnung des p-Werts stellt man die Anzahl der Versuche und die Erfolgswahrscheinlichkeit gemäß der Nullhypothese ein und definiert, dass alle Wahrscheinlichkeiten, die größer als (extremer) oder gleich der angegebenen Grenze sind, summiert werden sollen. Der zugehörige Wert wird dann direkt durch die Applikation berechnet und

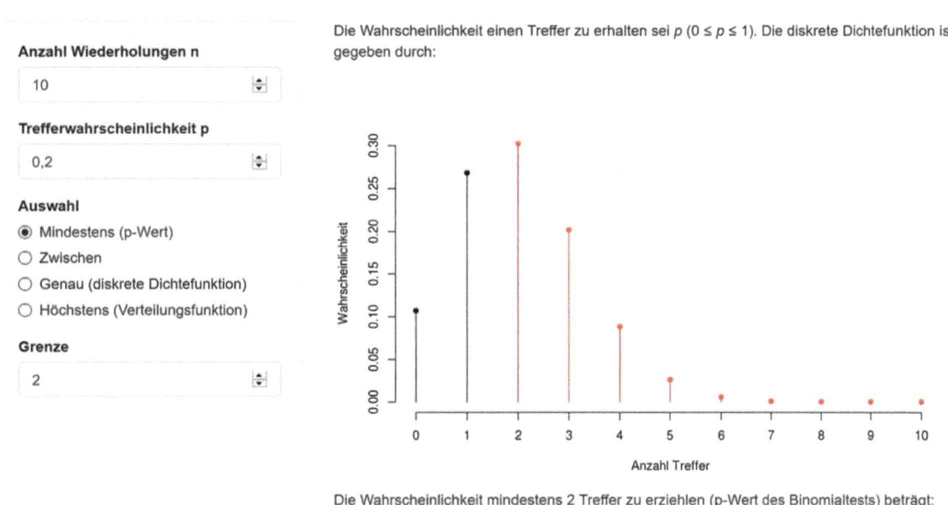

Abb. 1.9 Screenshot der R Shiny-Applikation zur Illustration des p-Werts des Binomialtests

ausgegeben. Durch eine Veränderung der Parameter kann mitverfolgt werden, wie sich der p-Wert des Binomialtests verändert.

Gleichermaßen kann diese Applikation dazu genutzt werden, die Power des statistischen Tests zu illustrieren. Dazu passt man zuerst die Grenze so lange an, bis der p-Wert gerade unter das festgelegte Signifikanzniveau (beispielsweise 0.05) fällt. Dieser Wert entspricht der Grenze, ab der die Nullhypothese abgelehnt werden kann und der Binomialtest ein signifikantes Ergebnis liefert. Passt man nun die Erfolgswahrscheinlichkeit auf den unter der Alternative angenommenen Wert an, so erhält man die statistische Power. Diese wird direkt aus der Applikation heraus berechnet.

1.4   Diskussion und Ausblick

Abschließend möchten wir nochmals die Vor- und Nachteile der beiden hier vorgestellten Herangehensweisen zur Realisierung interaktiver Grafiken gegenüberstellen (s. Tab. 1.2)

Zusammenfassend lässt sich sagen, dass Softwarelösungen existieren, die interaktive Grafiken sehr einfach ermöglichen. Wolfram Demonstrations überzeugen dabei in erster Linie dadurch, dass durch das Wolfram Demonstration Project™ eine große Sammlung mit vorgefertigten Inhalten zur Verfügung steht. R Shiny-Applikationen eignen sich vor allem für Anwender, die bereits mit der Programmiersprache R vertraut sind.

Tab. 1.2 Vor- und Nachteile von Wolfram Demonstrations und R Shiny-Applikationen

Wolfram Demonstrations		R Shiny-Applikationen	
Direkte Nutzung in der Lehre			
(+)	Bibliothek mit über 10.000 fertigen interaktiven Grafiken vorhanden	(−)	Erstellung einer R Shiny-Applikation muss erst erlernt werden
(−)	Installation von Zusatzsoftware nötig	(+)	Direkt aus dem Browser aufrufbar, keine Zusatzsoftware/ Plug-Ins nötig
(−)	Nur auf PC anwendbar	(+)	Auf PC, Tablet und Smartphone anwendbar
Erstellung eigener interaktiver Grafiken			
(−)	Erstellung nur mittels Software „Mathematica" möglich (kostenpflichtig)	(+)	Sowohl R Studio als auch R Shiny sind frei verfügbar
(+)	Erstellung interaktiver Grafiken sehr einfach möglich; lediglich ein einziges zusätzliches Kommando notwendig	(+)	Erstellung interaktiver Grafiken sehr einfach möglich; ausführliche Einführung ist vorhanden
Weiternutzungsmöglichkeiten			
(+)	Dateien können direkt ausgetauscht bzw. auf Lehreportalen zur Verfügung gestellt werden	(−)	Direkter Austausch als R Programm erfordert Erfahrung des Anwenders mit der Programmiersprache R
(+)	Dateien können auch ohne Internetverbindung ausgeführt werden	(−)	Öffentliche fertige Applikationen können nur bei bestehender Internetverbindung ausgeführt werden

Anhang

Folgende elektronische Materialien zu diesem Beitrag finden Sie online:

1 Interaktive Grafiken im Computable Document Format zur
    – Receiver Operating Characterisitcs (ROC) Kurve als „ROC.cdf"
    – Standardisierung einer Normalverteilung als „Standardisierung.cdf"
    – Dichte- und Verteilungsfunktion einer Standardnormalverteilung als „Standardnormalverteilung.cdf"
    – Teststatistik des T-Tests als „TTeststatistik.cdf"
    – Verteilungsfunktion der Binomialverteilung als „Binomialverteilung.cdf"

- Verteilungsfunktion der Chi-Quadarat-Verteilung als „ChiQuadratVerteilung.cdf"
- Verteilungsfunktion der (Standard-)Normalverteilung als „Normalverteilung.cdf"
- Verteilungsfunktion der T-Verteilung als „TVerteilung.cdf"
2   R Shiny-Applikation im R Dateiformat zur
- Verteilungsfunktion der Binomialverteilung als „BinomAppMinimal.R" (Minimalbeispiel)
- Verteilungsfunktion der Binomialverteilung als „BinomApp.R"
3   R Shiny-Applikation als Webseite zur
- Verteilungsfunktion der Binomialverteilung: https://imbi.shinyapps.io/binom-app-min/ (Minimalbeispiel)
- Verteilungsfunktion der Binomialverteilung: https://imbi.shinyapps.io/binom-app/

Weblinks

R Shiny Applikationen Tutorial: http://shiny.rstudio.com/tutorial/
Wolfram CDF Player: http://www.wolfram.com/cdf-player/
Wolfram Demonstrations Project™: http://demonstrations.wolfram.com/

Jochen Kruppa und Klaus Jung

Zusammenfassung

Seit dem Einzug der DNA-Microarrays und der Next-Generation-Sequencing-Technologie in die molekulare Forschung unterrichten Biometriker in zunehmendem Maße Methoden der sogenannten „Statistischen Bioinformatik". Diese Methoden betreffen die bioinformatisch-statistische Auswertung großer Datensätze, maßgeblich hochdimensionale Genexpressionsdaten. Hierfür stehen verschiedene Methoden und Analysetools zur Verfügung, deren Anwendung am Computer meist jedoch viel Zeit benötigt. In der Lehre der Statistischen Bioinformatik möchte man dennoch den Studierenden die Effekte der verschiedenen Methoden an einem gegebenen Datensatz aufzeigen. Um nicht wiederholt sehr große Abbildungen mit vielen Datenpunkten zu generieren, ermöglicht das freie Statistikprogramm R (https://www.r-project.org/) die Anwendung der Erweiterung Shiny (http://shiny.rstudio.com/). Shiny ist eine Web-Applikation für R, um interaktive Grafiken in einem Internetbrowser darzustellen. Diese Grafiken lassen sich mit verschiedenen Parametern versehen und interaktiv ändern, z. B. durch Schieberegler. Die Änderungen an den Einstellungen werden in Echtzeit angezeigt und lassen die Studierenden die Effekte, die durch die Änderung der Methodik oder der Parameter auftreten, nachvollziehen. Die hier vorgestellten E-Learning-Lehrmethoden wurden

J. Kruppa (✉) · K. Jung
Institut für Tierzucht und Vererbungsforschung, Stiftung Tierärztliche Hochschule Hannover,
Bünteweg 17p, 30559 Hannover, Deutschland
E-Mail: jochen.kruppa@tiho-hannover.de

K. Jung
E-Mail: klaus.jung@tiho-hannover.de

© Springer-Verlag GmbH Deutschland 2017
R. Vonthein et al., *Zeig mir mehr Biostatistik!*,
https://doi.org/10.1007/978-3-662-54825-7_2

studiengangübergreifend in einem R-Kurs an der Tierärztlichen Hochschule Hannover evaluiert. Alle vorgestellten Shiny-Apps stehen unter https://jkruppa.github.io/ zum Download bereit.

2.1　Einleitung

Um dem Leser zunächst einen Überblick über dieses Kapitel zu verschaffen, seien dessen Inhalte kurz umrissen. In der Einleitung betrachten wir den Begriff der Statistischen Bioinformatik sowie deren Rolle in der Biometrie, und wir stellen die Shiny-Umgebung vor, mit deren Hilfe man in Webbrowsern interaktive Grafiken darstellen kann, im Folgenden Shiny-Apps genannt. In Abschn. 2.2 präsentieren wir dann eine genauere Anleitung zur Programmierung von Shiny-Apps. In Abschn. 2.3 stellen wir Shiny-Apps für die Lehre in der Statistischen Bioinformatik vor, welche von uns den Lehrenden zur Verfügung gestellt werden. Bevor wir das Kapitel mit einer Diskussion zum Einsatz von Shiny-Apps in der Lehre schließen, präsentieren wir noch die Ergebnisse einer Evaluierung unserer Lehrmaterialien.

2.1.1　Das Unterrichtsfach Statistische Bioinformatik

Während die frühe Biometrie im 19. Jahrhundert die Verteilung einzelner Merkmale in der Biologie untersuchte und die im 20. Jahrhundert entwickelte Testtheorie die Analyse mehrdimensionaler Datensätze erlaubt, brachten bioanalytische Technologien des ausgehenden 20. Jahrhunderts hochdimensionale Datensätze hervor, bei denen die Anzahl an Merkmalen die Anzahl an Versuchseinheiten um ein Vielfaches überschreitet (Efron 2010). Derartige Daten beinhalten z. B. Gen- oder Proteinexpressionmessungen, die mithilfe von DNA-Microarrays, des Next-Generation-Sequencings (NGS) oder der Massenspektrometrie erhoben werden. Die Analysemethoden für solche Daten, welche neben statistischen Testverfahren häufig auch genomische Annotationen aus großen Datenbanken in die Inferenz mit einbeziehen, werden weitläufig unter dem Begriff „Statistische Bioinformatik" zusammengefasst.

Typische Fragestellungen der Statistischen Bioinformatik umfassen u. a. die Detektion differenziell exprimierter Gene mittels multipler Testverfahren sowie Klassifikations- und Regressionsmodelle, um Expressionsdaten mit experimentellen oder patientenbezogenen Faktoren zu korrelieren.

Den meisten dieser Analysen gehen in der Regel explorative Untersuchungen der erhobenen Daten voraus. Zu diesen explorativen Auswertungen gehören u. a. Clusterverfahren, die die Ähnlichkeit der einzelnen Proben zueinander in Baumstrukturen oder in zweidimensionalen Abbildungen zeigen. Gerade für diese explorativen Auswertungen eignen sich interaktive, grafische Tools hervorragend zum Einsatz in der Lehre.

2.1.2 Shiny: Installation und Einsatzmöglichkeiten in der Lehre

Für die Präsentation der Shiny-Apps wird ein Beamer sowie ein Rechner mit lauffähiger R- Umgebung benötigt. Es empfiehlt sich hierzu das R-Studio (http://rstudio.com/) als leistungsstarken Editor für die R-Umgebung zu verwenden. Die Installation von zusätzlichen R-Paketen und der Zugriff auf Hilfedateien sind in R-Studio stark vereinfacht möglich. Grundsätzlich muss vor dem Start einer Shiny-App überprüft werden, ob alle zusätzlich benötigten R-Pakete installiert sind, da für eine Installation eine Internetverbindung benötigt wird. Die Shiny-Apps selbst werden in einem Browser dargestellt, der grundsätzlich installiert sein sollte. Ein Internetzugang ist nicht notwendig, wenn die Shiny-Apps im Vorhinein heruntergeladen und in einem Dateiordner gespeichert wurden. Es empfiehlt sich, wie bei jeder Computeranwendung in der Lehre, die Shiny-Apps im Vorhinein auf dem Vorlesungsrechner zu testen.

In der akademischen Lehre lassen sich Shiny-Apps in jedem Semester einsetzen, ebenso in der nicht-akademischen Lehre, und sie sind somit hochflexibel. So lassen sich einfache Grundlagen wie die lineare Regression in den ersten Semestern bis zu Cluster- und Hauptkomponentenanalysen darstellen. Abbildungen lassen sich auch themenübergreifend anwenden, sodass es dem Lehrenden Synergieeffekte erlaubt. Zum Beispiel lässt sich die Hauptkomponentenanalyse in der Lehre der Statistischen Bioinformatik, aber auch in Vorlesungen zur medizinischen Biometrie oder Statistik verwenden. Einmal erstellte Shiny-Apps erlauben es auch, von anderen Lehrenden genutzt und für die eigene Lehre angepasst zu werden. Für viele Themenbereiche können Dozenten in der Shiny-App-Galerie unter http://shiny.rstudio.com/gallery/ Vorlagen finden, die entsprechend den eigenen Wünschen angepasst werden können.

Die Anzahl der Studierenden ist sehr unterschiedlich. Die Anwendung der Shiny-Apps kann zum einen in einer großen Präsenzvorlesung erfolgen, aber auch in einem kleinen Seminar. Die Vorteile in einer großen Präsenzvorlesung liegen in der Möglichkeit, einzelne Abbildungen in der Grundlage an der Tafel zu erarbeiten und die Änderungen der einzelnen Parameter den Studierenden an der Shiny-App aufzuzeigen. Studierenden ist es auch möglich, die Inhalte der Vorlesung im Selbststudium nachzuvollziehen. In kleineren Seminaren, mit Computernutzung, ist es möglich, dass die Studierenden die Inhalte eines Seminars an einer Shiny-App selbst erarbeiten und dann im Plenum gemeinsam diskutieren. Erfahrungen haben gezeigt, dass zum besseren Verständnis der Shiny-Apps die Studenten den theoretischen Hintergrund zu den Abbildungen kennen sollten. Bei einfacheren Abbildungen lassen sich jedoch direkt an der Shiny-App die Grundlagen der Grafik und der Methodik erklären.

2.2   Methodik: Programmierung von Shiny-Apps zur Anwendung in der Lehre

Im Folgenden wird der allgemeine Aufbau einer Shiny-App näher erläutert und an einem einfachen Beispiel die Funktionsweise einer Shiny-App aufgezeigt. Grundsätzlich besteht eine Shiny-App immer aus einem Dateiordner. Der Dateiordner beinhaltet zwei Dateien, bezeichnet als `server.R` und `ui.R` (s. Abb. 2.1). Die Benennung des Ordners ist frei wählbar und richtet sich idealerweise nach dem Inhalt der App. Die beiden Dateien `server.R` und `ui.R` sind in diesem Ordner jedoch zwingend erforderlich. Die Datei `server.R` beinhaltet den Programmcode für die Analyse und die zu erstellenden Grafiken. Die Datei `ui.R` kontrolliert das Erscheinen und das Layout der Shiny-App sowie die interaktiven Elemente. In der `ui.R` werden auch die Regler oder Menüs für die interaktiven Elemente definiert.

Der allgemeine Aufbau einer Shiny-App wird im Folgenden an einem Minimalbeispiel erklärt. Dieses findet sich auch ausführbar unter https://jkruppa.github.io/ unter `minimal_example`. Gezeigt wird in dieser Shiny-App eine lineare Regression durch eine Punktwolke mit variabler Anzahl an Datenpunkten. Die Anzahl der Datenpunkte soll durch einen Schieberegler in der Shiny-App angepasst werden können. Für die Shiny-App werden nun die zwei Dateien `ui.R` (s. Abb. 2.2) und `server.R` (s. Abb. 2.3) benötigt, die im Ordner `minimal_example` gespeichert sind.

Abbildung 2.2 zeigt eine stark reduzierte Version einer ui.R-Datei ohne visuelle Verbesserungen oder besonderes Layout. In der ersten Zeile wird das R-Paket Shiny geladen und somit alle notwendigen, im Folgenden beschriebenen Funktionen. Der Titel einer Shiny-App wird über die Funktion `titlePanel()` definiert, das eigentliche Aussehen und somit Layout der App über die Funktion `sidebarPanel()`. Eine Shiny-App teilt sich in einen Bereich für die Regler der Parameter, definiert über die Funktion `sidebarPanel()`, und einen Bereich für Abbildungen und Tabellen, definiert über die Funktion `mainPanel()`. Die Shiny-Umgebung erlaubt eine große Anzahl an möglichen Reglern, hier wird ein einfacher Schieberegler durch die Funktion `sliderInput()` verwendet. Der Schieberegler kann in ganzen Zahlen vom Minimum 5 bis zum Maximum 50 bewegt

<table>
<tr><td>

ui.R

- Regler für Parameter werden definiert
- Layout für die App wird festgelegt
- Gesamtbild der App wird kontrolliert
- Variable Werte werden deklariert

</td><td>

server.R

- Variable Werte aus ui.R werden interaktiv eingelesen
- Programmcode für Funktionen und Grafiken finden sich hier

</td></tr>
</table>

Abb. 2.1 Schematische Darstellung einer Shiny-App. Eine App besteht aus zwei Dateien (`server.R` und `ui.R`), die zusammen in einem Ordner, benannt nach der Shiny-App, vorliegen. Sonstige Dateien werden für eine App nicht benötigt

```
library(shiny)

shinyUI(fluidPage(
    titlePanel("Einfaches Beipiel an einer linearen Regression"),
    sidebarLayout(
        ## Schieberegeler auf der linken Seite wird definiert
        sidebarPanel(
            sliderInput("fallzahl",
                        "Anzahl an Datenpunkten:",
                        min = 5,
                        max = 50,
                        value = 30)
        ),
        ## Abbildung auf der rechten Seite wird definiert
        mainPanel(
            plotOutput("abbildung")
        )
    )
))
```

Abb. 2.2 Beispiel für eine `ui.R`-Datei mit einem Regler auf der linken Seite, `sliderInput()`, und einer Abbildung auf der rechten Seite, `mainPanel()`. Die App wird automatisch auf die Fenstergröße des Browsers angepasst

```
library(shiny)


shinyServer(function(input, output) {
    output$abbildung <- renderPlot({
        ## Änderungen vom Schieberegeler werden durch input$fallzahl
        ## interaktiv weitergegeben
        x <- rnorm(input$fallzahl, 10, 2)
        y <- rnorm(input$fallzahl, 5, 1)
        plot(x, y)
        abline(lm(y ~ x))
    })
})
```

Abb. 2.3 Beispiel für eine `server.R`-Datei, die mit der obigen `ui.R` durch Shiny automatisch verknüpft wird. Die Information vom Regler, durch `input$fallzahl`, wird übernommen und eine lineare Regression und ein Plot werden interaktiv ausgegeben

werden und hat einen Startwert von 30. Die Datei `ui.R` übergibt der Datei server.R die Werte des Reglers über den Parameter `input$fallzahl`. Daher können die Werte des Schieberegels in der Datei `server.R` über `input$fallzahl` angesteuert werden.

Abbildung 2.3 zeigt die zugehörige `server.R`-Datei. Die variablen Werte aus dem Schieberegler werden über `input$fallzahl` interaktiv an die Funktion `renderPlot()` weitergegeben. Jede Änderung an `input$fallzahl` führt nun zu einem neuen Ausführen der Funktion `renderPlot()`. In diesem Beispiel führt dies dazu, dass eine neue Anzahl von Datenpunkten durch die Funktion `rnorm()` aus zwei Normalverteilungen gezogen wird. Die neue Abbildung der Regression wird dann über `output$abbildung` an die Datei `ui.R` zurückgegeben und dort im `mainpanel()` abgebildet.

```
## nach download in einen lokalen Ordner
ordner <- "C:\\Pfad\\zur\\App\\vulcano"
runApp(ordner)

## direkte Ausführung von GitHub
runGitHub("minimal_example", "jkruppa")
```

Abb. 2.4 Installation und Ausführung der Shiny-App „minimal_example"

Die fertige Shiny-App kann auf verschiedenste Weise ausgeführt werden, etwa wie in Abb. 2.4 gezeigt. Lokal lässt sich eine Shiny-App einfach über die Funktion `runApp()` mit dem Pfad zum Shiny-Ordner starten. Das hier vorgestellte minimale Beispiel lässt sich auch direkt von GitHub.com durch die Funktion `runGitHub()` starten. Hierfür wird aber eine funktionierende Internetverbindung benötigt. Nach der Ausführung der Funktion `runApp(„C:\\Pfad\\zum\\App\\Ordner")` wird im Browser ein neuer Tab geöffnet und die Shiny-App, wie in Abb. 2.5 dargestellt, starten. Der Schieberegler ist auf den

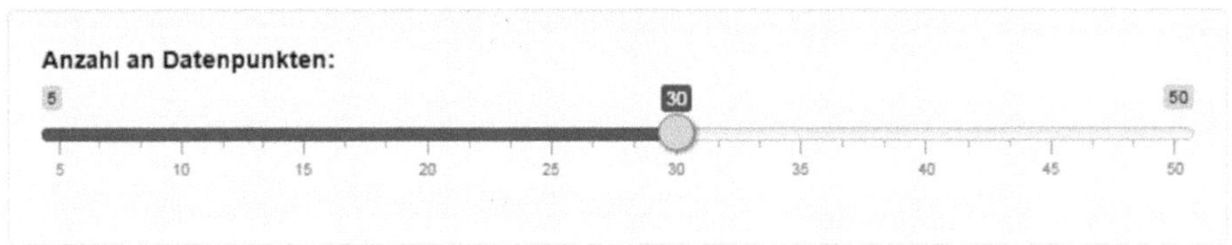

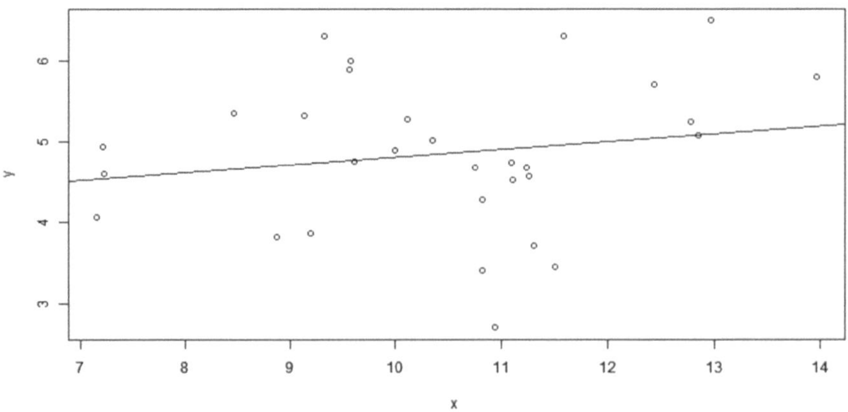

Abb. 2.5 Screenshot der ausgeführten Shiny-App `minimal_example` im Browserfenster. Oben ist der Schieberegler für die Anzahl der Datenpunkte und darunter die Abbildung der linearen Regression durch die Punktewolke dargestellt. Durch Betätigung des Schiebereglers wird die Anzahl der Datenpunkte augenblicklich geändert

Startwert (`value`) von 30 gesetzt. Solange das Programm R im Hintergrund läuft, ist auch die Shiny-App aktiv. Der Schieberegler kann nun verschoben werden, wodurch sich die Anzahl der Datenpunkte in dem Streuungsdiagramm augenblicklich ändert.

Für weitere Informationen zu anderen Reglern sei auf die ausführliche Referenzseite von Shiny verwiesen: http://shiny.rstudio.com/reference/shiny/latest/. Inspiration für weitere Shiny-Apps zeigt die Shiny-Galerie unter http://shiny.rstudio.com/gallery/.

2.3 Shiny-Apps für Statistische Bioinformatik

Im Folgenden werden verschiedene, selbst erstellte Shiny-Apps für die Verwendung in der Lehre der Statistischen Bioinformatik vorgestellt. Bei der Auswahl haben wir uns auf die wichtigsten Themengebiete beschränkt. Diese Apps stehen für die sofortige Verwendung auf Github zum Download bereit. Die genauen Adressen befinden sich im Anhang. Für jede Shiny-App werden zusätzliche R-Pakete benötigt, welche bei der jeweiligen Shiny-App unter „Dependencies" aufgeführt sind.

In den meisten Fragestellungen der Statistischen Bioinformatik liegt eine hochdimensionale Datenmatrix X mit Genexpressionen vor. Die Spalten von X beinhalten die Werte von n biologischen Proben (z. B. Gewebe, Körperflüssigkeit, Zellkultur), während sich die Zeilen auf d Gene (oder andere molekulare Merkmale wie Proteine, Peptide, microRNA) beziehen. In der Regel ist $d \gg n$, d. h., die Anzahl d an Genen liegt meistens bei mehreren tausend, während n meistens in der Größenordnung von drei Proben pro Gruppe (Zelllinienexperimente) bis zu wenigen hundert (bei Studien an Patienten) vorliegen. Gegenüber der Matrix X stehen im Allgemeinen t Vektoren $y(s) = [y(s)_1, y(s)_2, \ldots, y(s)_n]$, $s = 1, \ldots, t$, die die Werte von t Patientenmerkmalen oder t experimentellen Faktoren beinhalten.

Fast jede Analyse von Expressionsdaten, egal mit welcher Technik erhoben, startet mit der Normalisierung der Daten. Hierbei werden die Messungen der einzelnen Proben vergleichbar gemacht, indem technische Schwankungen nivelliert werden. So werden beispielsweise bei der Quantilnormalisierung (Bolstad et al. 2003) die Verteilungen der einzelnen Spalten von X so aufeinander geschoben, dass alle Spalten die gleiche Verteilung aufweisen. Dieses und andere Normalisierungsverfahren können mit der Shiny-App „normalization" im Unterricht behandelt werden.

Nach der Normalisierung möchte der Analyst häufig wissen, ob es eine Gruppenbildung der einzelnen Proben gibt. Dies kann zum einen als Qualitätskontrolle dienen, ob die Proben gemäß den Stufen eines experimentellen Faktors y clustern oder ob sich neue Gruppenbildungen abzeichnen. Zur Illustration für die Unterrichtsteilnehmer können hierfür die Shiny-Apps „clustering" und „prcomp" verwendet werden. Bei der Hauptkomponentenanalyse findet zunächst eine Dimensionsreduktion der Expressionsmatrix X statt, sodass Zusammenhänge im d-dimensionalen Raum in einem 2- oder 3-dimensionalen Plot dargestellt werden können. Für die Anwendung der Verfahren in den beiden genannten Shiny-Apps sei auf Sturn et al. (2002) verwiesen.

Eine zentrale Analyse von Genexpressionsdaten sieht die Aufdeckung differenziell exprimierter Gene vor. Teilen sich etwa die Proben einer Studie in zwei Gruppen auf, d. h., y liegt mit zwei Ausprägungen vor, so möchte man diejenigen Gene finden, die in einer der beiden Gruppen signifikant hoch- oder herunterreguliert werden. Bei Genexpressionsdaten aus Dann-Microarray-Experimenten wird in der Regel eine Abwandlung des t-Tests pro Gen verwendet (Smyth 2005), bei Genexpressionsdaten aus RNA-Sequenzierexperiementen (RNA-Seq) wird ein Zweistichprobentest für negativ-binomial verteilte Daten eingesetzt (Robinson et al. 2010). Parallel zum p-Wert wird pro Gen der sogenannte *Fold Change* berechnet, der die Expressionsänderung zwischen den beiden Gruppen quantifiziert. Trägt man Fold Change und p-Werte gegeneinander auf, entsteht der sogenannte Vulcanoplot, der in der Shiny-App „vulcano" implentiert ist.

Sofern eine Analyse differenziell exprimierte Gene hervorgebracht hat, möchten die Analysten gerne wissen, ob bestimmte Gruppen von Genen (z. B. Gene, die zu einem bestimmten biologischen *Pathway* gehören oder die alle die gleiche biologische Funktion übernehmen) unter den selektierten Genen besonders häufig vorkommen. Dazu dient eine Genset-Enrichment-Analyse (Subramanian et al. 2005), die mit der Shiny-App „geneset_enrichment" unterrichtet werden kann.

Name der Shiny-App: normalization

Installation: `runGitHub("normalization", "jkruppa")`

Verwendete Regler: `sliderInput()`

Variable Parameter: Angewandte Normalisierungsmethode

Inhalt: Shiny-App, um verschiedene Normalisierungsverfahren aus dem R-Paket limma nachzuvollziehen: none, keine Normalisierung, und die Daten werden als Boxplot über alle Gruppen dargestellt, scale skaliert die Gruppen auf den gleichen Median, quantile führt eine Quantile-Normalisierung durch und cyclicloess wendet eine paarweise Loess-Normalisierung über die Gruppen an.

Mögliche Erweiterungen durch Dozenten: Die Shiny-App lässt sich um weitere Normalisierungsverfahren erweitern. Ebenso könnten sich vergleichende Abbildungen anbieten, indem immer paarweise zwei Normalisierungen miteinander abgebildet werden. Auch lässt sich die Anzahl an Beobachtungen leicht erhöhen, und daran lassen sich die Auswirkungen auf die Normalisierungsmethoden aufzeigen.

Name der Shiny-App: clustering

Installation: `runGitHub("clustering", "jkruppa")`

Verwendete Regler: `sliderInput()`, `selectInput()`

Variable Parameter: Anteil der Gruppengröße und Anzahl der angenommenen Cluster

Inhalt: Shiny-App zur Lehre verschiedener Clusterverfahren für hochdimensionale Expressionsdaten der Matrix X wie z. B. *k*-means (*k*-nächste-Nachbarn), *c*-means (Support Vector Machine, Implementierung der *k*-nächste-Nachbarn-Methode) oder mclust (modellbasiertes Clustering). Darüber hinaus können unterschiedliche Gruppengrößen, also balancierte Gruppen oder stark unbalancierte Gruppen, eingestellt werden. Auch kann die Anzahl der angenommenen Cluster *k* variiert werden.

Mögliche Erweiterungen durch Dozenten: Die App lässt sich um weitere Clusterverfahren erweitern. Ebenso lässt sich die Anzahl der vordefinierten Gruppen, in diesem Beispiel drei Cluster, auf weitere Gruppen erweitern. Auch lassen sich Probleme der Clusteralgorithmen an speziellen Datenstrukturen aufzeigen. Zum Beispiel haben einige Methoden Probleme, Cluster richtig zuzuordnen, wenn die Daten die Struktur eines Kreises bilden.

Name der Shiny-App: prcomp

Installation: `runGitHub("prcomp", "jkruppa")`

Verwendete Regler: `sliderInput()`

Variable Parameter: Fold change der verschiedenen Gruppen

Inhalt: Shiny-App zur Darstellung der ersten drei Hauptkomponenten für drei Gruppen (Rot, Grün und Blau). Die Geneffekte in den einzelnen Gruppen können separat eingestellt werden. Abhängig hiervon ändern sich die Hauptkomponentenanalyse und die Cluster Heatmap.

Mögliche Erweiterungen durch Dozenten: Die Abbildung ist in ihrer jetzigen Form sehr umfangreich. Es bietet sich hier an, die Shiny-App für eine weitere Anwendung in kleinere Teile aufzuspalten und danach mit neuen Inhalten zu versehen.

Name der Shiny-App: vulcano

Installation: `runGitHub("vulcano", "jkruppa")`

Verwendete Regler: `sliderInput()`

Variable Parameter: Absolute Änderung des Fold Changes und Type I Error

Inhalt: Shiny-App, um den Vulcano Plot abhängig von Signifikanzniveau und dem minimal interessanten Geneffekt anschaulich darzustellen. Die signifikanten Gene werden in der Abbildung gezeigt und als Tabelle unter dem Vulcano Plot ausgegeben. Die App ermöglicht, den Zusammenhang zwischen Signifikanz und Relevanz durch den Vergleich zweier Behandlungsgruppen zu erläutern.

Mögliche Erweiterungen durch Dozenten: Die Abbildung ist in ihrer jetzigen Form vollständig. Die Tabelle kann aber noch um weitere Informationen wie Effekte oder p-Werte ergänzt werden. Auch kann ein separater Regler für die Sortierung der Anordnung der Gene in der Tabelle ergänzt werden.

Name der Shiny-App: geneset_enrichment

Installation: `runGitHub("geneset_enrichment", "jkruppa")`

Verwendete Regler: `sliderInput()`

Variable Parameter: Anzahl der differenziell exprimierten Gene, Anzahl der Gene in einem Pathway und Anteil der signifikanten Gene in einem Pathway

Inhalt: Shiny-App, um die Methodik der Geneset Enrichment-Analyse, abhängig von der Anzahl der differenziell exprimierten Gene, Anzahl der Gene in einem Pathway und der Anzahl an signifikanten Genen in einem Pathway nachzuvollziehen.

Mögliche Erweiterungen durch Dozenten: Die Abbildung ist in ihrer jetzigen Form mit vier Abbildungen sehr umfangreich. Es bietet sich hier an, die Shiny-App für eine weitere Anwendung in kleinere Teile aufzuspalten und danach mit neuen Inhalten zu versehen.

Im Folgenden wird ausführlicher auf die im Browser ausgeführte Shiny-App für den Vulcano Plot eingegangen (s. Abb. 2.6). Wie zuvor beschrieben, teilt sich die Shiny-App in zwei Spalten auf. Die linke Spalte zeigt die Regler und mögliche Zusatzinformationen, während die rechte Spalte die interaktiven Elemente wie Abbildungen oder Tabellen darstellt. In Abb. 2.6 wurden zwei Schieberegler verwendet, um den Fehler erster Art („Type I error") und den minimal interessanten Effekt („Absolute log fold change") zwischen den beiden Behandlungen zu kontrollieren. Die Daten wurden zufällig erstellt und zeigen mögliche Gene, die einen Effekt auf eine Behandlung im Vergleich zu einer Kontrolle haben. Interessante Gene sind nun solche, die unter der Signifikanzschranke und über dem entsprechenden minimal interessanten Effekt liegen. Die Signifikanzschranke wird in dem Vulcanoplot als $-\log 10$ aufgetragen. Somit sind alle Gene in dem linken und rechten oberen Quadranten von Interesse. Diese Gene finden sich dann auch in der Tabelle unter Abb. 2.6 auf der rechten Seite. Die Tabelle wurde hier aus Gründen der besseren Darstellbarkeit gekürzt.

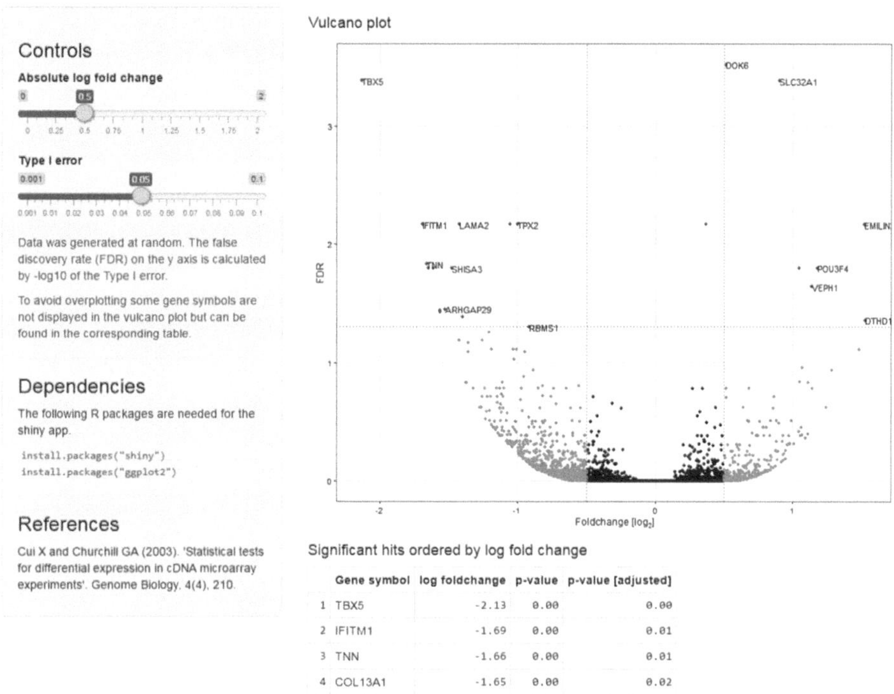

	Gene symbol	log foldchange	p-value	p-value [adjusted]
1	TBX5	-2.13	0.00	0.00
2	IFITM1	-1.69	0.00	0.01
3	TNN	-1.66	0.00	0.01
4	COL13A1	-1.65	0.00	0.02

Abb. 2.6 Abbildung des Vulcano-Plots als Shiny-App. Links ist der `sidebarPanel()` mit den verschiedenen Reglern abgebildet. Rechts findet sich der `mainPanel()` mit den Abbildungen und der Tabelle. Durch die Veränderung der Schieberegler („Absolute log fold change" und „Type I error") auf der linken Seite ändern sich augenblicklich die Abbildung und die hier gekürzt dargestellte Tabelle auf der rechten Seite unter dem Vulcano-Plot

An der Abbildung des Vulcano-Plots können die Studierenden die Effekte des Signifikanzniveaus auf die gefundenen Gene beobachten. Ebenso lässt sich erklären, dass viele Gene keinen Unterschied zwischen der Behandlungsgruppe und der Kontrollgruppe zeigen. Die Gene, die dennoch einen Effekt haben, müssen nicht unbedingt signifikant sein. Daher kann anhand der Abbildung der Zusammenhang zwischen Relevanz und Signifikanz den Studierenden erläutert werden.

2.4   Evaluierung der Shiny-Apps an Teilnehmern eines R-Kurses

Um zu untersuchen, ob die Verwendung von Shiny-Apps den Lernenden den Zugang zur Methodik der Statistischen Bioinformatik erleichtert, wurde eine kleine Evaluierung in einem R-Kurs vorgenommen. Dieser Programmierkurs ist eine regelmäßig stattfindende, offene Lehrveranstaltung an der Tierärztlichen Hochschule Hannover und richtet sich sowohl an Studierende aller Fachrichtungen als auch an Doktoranden und Wissenschaftliche Mitarbeiter. Neben den wichtigsten Programmiertechniken werden in dem Kurs auch Grundlagen der Biostatistik und der Statistischen Bioinformatik gelehrt.

Für die Evaluierung standen im Sommersemester 2016 n = 9 Teilnehmer zur Verfügung. Alle Teilnehmer waren Doktoranden mit einem primären Studienabschluss in Biologie oder Tiermedizin, es gab sowohl weibliche als auch männliche Teilnehmer. An einem ersten Unterrichtstermin wurden die Themen Hauptkomponentenanalyse, Cluster Heatmap und Genset-Enrichment im Format eines Frontalunterrichts allen neun Teilnehmern präsentiert. An einem zweiten Unterrichtstermin, eine Woche später, wurden die Teilnehmer in zwei Gruppen aufgeteilt. Der ersten Gruppe (n = 4) wurden die genannten Themen noch einmal neu mithilfe der entsprechenden Shiny-Apps vom Dozenten erklärt. Die zweite Gruppe (n = 5) hatte die Gelegenheit, in Form einer Gruppenarbeit (ohne Dozenten) und mit den PowerPoint-Folien des ersten Unterrichtstermins offene Fragen zu den drei Themen untereinander zu diskutieren. Sowohl unmittelbar vor als auch unmittelbar nach dem zweiten Unterrichtstermin wurden die Teilnehmer in drei Fragen zu einer Selbsteinschätzung gebeten, in welchem Grad sie die jeweilige Thematik verstanden haben. Folgende Fragen sollten auf einer Skala von 1 („trifft überhaupt nicht zu") bis 10 („trifft voll zu") beantwortet werden:

- Die Grundidee der Dimensionsreduktion einer Genexpressionsmatrix durch eine Hauptkomponentenanalyse verstehe ich.
- Die Auswirkung differenziell exprimierter Gene auf einer Cluster Heatmap ist für mich nachvollziehbar.
- Die Aussagekraft einer Anhäufung bestimmter Gengruppen (Gensets) unter den differenziell exprimierten Genen verstehe ich.

Betrachtet man die Differenz der angekreuzten Skalenwerte vor und nach dem zweiten Unterrichtstermin, so zeigt sich tendenziell ein höherer Wissenszuwachs bei der Shiny-Gruppe im Vergleich zu den Personen, die die Themen in Gruppenarbeit diskutiert haben (s. Abb. 2.7). Aufgrund des zu geringen Stichprobenumfangs wurde hier auf eine Auswertung mit Signifikanztests verzichtet. Die Evaluation liefert insofern nur einen ersten Eindruck vom Lerneffekt mit den Shiny-Apps und bedarf noch intensiverer Folgestudien.

2.5 Diskussion und Ausblick

Shiny-Apps entlasten den Lehrenden bei der Darstellung und dem Erläutern von komplexen Abbildungen. Veränderungen an komplexen Grafiken wie 3-D-Streudiagramme oder Vulcano- Abbildungen mit vielen Datenpunkten lassen sich schwer an einer Tafel zeichnen. Die Erstellung der ursprünglichen Abbildung würde zu lange dauern, und Veränderungen lassen sich schwer einzeichnen oder gar schnell rückgängig machen. Ebenso ist

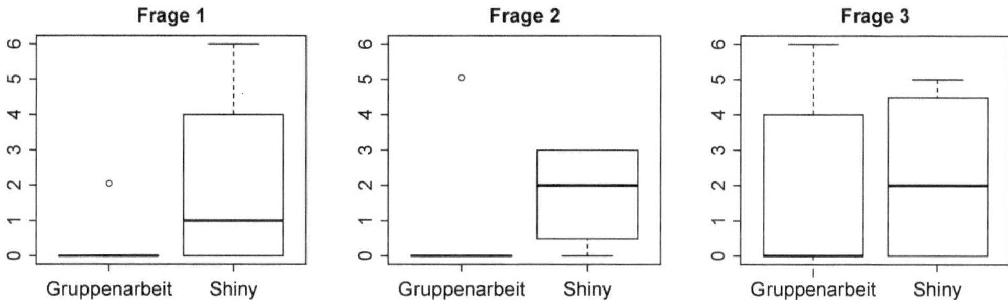

Abb. 2.7 Wissenszuwachs durch die Lehre mit Shiny-Apps im Vergleich zu thematischer Gruppenarbeit. Die Teilnehmer der Evaluation gaben auf Fragen zu drei Themenbereichen der Statistischen Bioinformatik eine Selbsteinschätzung zu ihrem Kenntnisstand ab. Tendenziell bewerteten Teilnehmer, die mit Shiny-Apps unterrichtet wurden, ihren Wissenszuwachs höher als Teilnehmer, die die Themen in Gruppenarbeit besprochen haben

eine Abfolge von Abbildungen nachteilig, wenn eine ganz spezielle Parametereinstellung sich aus einer Studentenfrage ergibt. Shiny-Apps erlauben, auf diese Probleme zu reagieren. Die einzelne statische Abbildung kann an der Tafel schrittweise erklärt und aufgebaut werden. Im zweiten Schritt können dann die verschiedenen möglichen Parameter in der Shiny-App interaktiv gezeigt werden. Insbesondere veränderliche Cluster Heatmaps oder 3-D-Diagramme lassen sich so sehr anschaulich erklären. Die Darstellung von Abbildungen an Tafeln ist meist an zwei Dimensionen gebunden.

Durch die einfache und effiziente Implementierung von Shiny lassen sich die Anwendungen (Applikationen oder Apps) leicht verändern und somit auch für neue Methoden einfach anpassen. Für die Anwendung von Shiny-Apps ist nur die Kenntnis der Programmiersprache R grundlegend notwendig. Es werden keine weiteren Kenntnisse von HTML, CSS oder JavaScript benötigt. Das Verständnis von gängigen HTML-Formatierungsbefehlen erlaubt jedoch eine visuell schönere Erstellung der Shiny-App. Studierenden ist es so möglich, die Entstehung der Abbildungen und die Effekte der Analyseparameter nachzuvollziehen und auch selbst aktiv an den Abbildungen den Lehrinhalt nachzuarbeiten.

Shiny-Apps können auch außerhalb der Lehreinheit von den Studierenden geladen und zum Nachvollziehen der Lehrinhalte genutzt werden. Auch ermöglicht es ihnen, den Stoff selbst zu vertiefen und für sich neue Zusammenhänge aus den Abbildungen zu erarbeiten. Schlussendlich ist es dem programmiererfahrenen Studierenden auch möglich, die Shiny-Apps abzuwandeln und so neue Methoden für sich zu vergleichen.

Eine Shiny-App benötigt zwar einige Zeit, um erstellt zu werden, und hat durch ihre Struktur, bestehend aus zwei Dateien und einem separaten Aufruf im Browser, eine kompliziertere Fehlersuche. Eine grundlegende Shiny-App lässt sich schnell erstellen. Um dies zu gewährleisten, gibt es einige Einschränkungen im Layout, die zwar umgangen werden können, aber hier tieferes Wissen in der Webseitengestaltung verlangen. Auch werden in diesem Kapitel nur einige Aspekte aufgegriffen. Shiny kann auf eigenen Web-Servern autark betrieben werden und benötigt so keinen alleinigen R-Aufruf mehr. Es ist also möglich, eine eigene Lehrwebseite für E-Learning aufzusetzen. Schlussendlich wächst die Anzahl an neuen Paketen und an erweiterten Möglichkeiten wie die Implementierung von Java Skripten, CSS Themes und vielem mehr stetig an. Mehr Informationen hierzu findet sich in den begleitenden Artikeln der Shiny Community unter http://shiny.rstudio.com/articles/.

Anhang

Die elektronischen Materialien zu diesem Beitrag finden Sie online auf GitHub.com und können von dort heruntergeladen werden. Die notwendigen Informationen zum Download und zur Installation sind unter https://jkruppa.github.io/ und dann mithilfe der jeweiligen Shiny-App abrufbar. Für alle Shiny-Apps müssen noch vorab zusätzliche Pakete in R installiert werden, die auf der jeweiligen Webseite der Shiny-App zu entnehmen sind.

Literatur

Bolstad BM, Irizarry RA, Astrand M, Speed TP (2003) A comparison of normalization methods for high density oligonucleotide array data based on bias and variance. Bioinformatics 19:185–193
Efron B (2010) Large-scale inference.Cambridge University Press, Cambridge
Robinson MD, McCarthy DJ, Smyth GK (2010) edgeR: a Bioconductor package for differential expression analysis of digital gene expression data. Bioinformatics 26(1): 139–140
Smyth GK (2005). Limma: Linear models for microarray data. In: Bioinformatics and computational biology solutions using R and Bioconductor. Springer, New York, S. 397–420
Sturn A, Quackenbush J, Trajanoski Z (2002) Genesis: Cluster analysis of microarray data. Bioinformatics 18(1):207–208
Subramanian A, Tamayo P, Mootha VK, Mukherjee S, Ebert BL, Gillette MA, Mesirov JP (2005) Gene set enrichment analysis: A knowledge-based approach for interpreting genome-wide expression profiles. P Natl Acad Sci 102(43):15545–15550

Das NV-Spiel

3

Aline Naumann

Zusammenfassung

Das Üben neu erlernter Fähigkeiten zum nachhaltigen Verständnis ist essenziell. Eine vollständige Übung besteht nicht nur aus zu bearbeitenden Aufgaben, sondern auch aus der Möglichkeit, die Korrektheit der eigenen Antwort zu überprüfen.

Mit dem NV-Spiel kann eines der zentralen Themen der Statistik, die Beurteilung, ob für eine gegebene Stichprobe eine Normalverteilung zugrunde liegt, geübt werden. Die Antwort des Spielers/der Spielerin (im Folgenden nur noch mit der Spieler bezeichnet) wird nach seiner Bestätigung sofort kommentiert. Damit kann er die korrekten und inkorrekten Teile seiner Antwort nachvollziehen. Um den Lerneffekt mit einem gewissen Spaßfaktor zu verknüpfen, werden Punkte vergeben und der Schwierigkeitsgrad von Runde zu Runde erhöht.

Das NV-Spiel ist online unter dem Link https://antueb.shinyapps.io/NVSpiel/ verfügbar.

3.1 Einleitung

Die Normalverteilung (NV) ist eine der wichtigsten Verteilungen in der Statistik. Ob als zugrunde liegende Verteilung der Residuen eines linearen Regressionsmodells oder bei der Berechnung von C_{pk}-Werten bei der statistischen Prozesskontrolle – sie gilt als Voraussetzung in zahlreichen statistischen Methoden. Die Behandlung der Normalverteilung und

A. Naumann (✉)
Institut für Klinische Epidemiologie und angewandte Biometrie, Universitätsklinikum Tübingen, Silcherstraße 5, 72076 Tübingen, Deutschland
E-Mail: Aline.Naumann@uni-tuebingen.de

© Springer-Verlag GmbH Deutschland 2017
R. Vonthein et al., *Zeig mir mehr Biostatistik!*,
https://doi.org/10.1007/978-3-662-54825-7_3

ihrer Eigenschaften ist damit ein Kernthema in fast allen Lehrveranstaltungen im Rahmen von Statistik oder statistischen Anwendungen.

In der Praxis kann die Beurteilung einer zugrunde liegenden Normalverteilung meist nur anhand der Stichprobe erfolgen. Dies lässt den ungeübten Anwender regelmäßig verzweifeln, da ihm die Routine und Selbstsicherheit fehlen.

Üben, üben und nochmals üben ist der Schlüssel zum Erfolg, wenn es um die Umsetzung neu erlernter Fähigkeiten geht. Auch bei der in den Lehrveranstaltungen vermittelten Fähigkeit zu beurteilen, ob der vorliegenden Stichprobe eine Normalverteilung zugrunde liegt oder nicht. Dabei sind Übungsaufgaben in der Regel sehr nachgefragt; vor allem, wenn deren Lösung gleich mitgeliefert wird. Hierbei können sich aber unterschiedliche Probleme ergeben. Wird die Lösung gleichzeitig mitgeliefert, wird vielleicht nur diese zusammen mit den Aufgaben durchgelesen und auf das eigentliche Üben verzichtet. Aber auch ein Üben mit Nachschauen des nächsten Schritts bei Schwierigkeiten ist denkbar. Zuletzt kann sich auch der Vergleich der eigenen Antwort mit der mitgelieferten Lösung als schwierig herausstellen.

Die Lösung der Übungsaufgaben sollte also zeitlich versetzt, nach Erstellung einer eigenen Antwort, mitgeteilt werden. Optimal wäre natürlich eine Korrektur der individuellen Antworten. Dies ist aber leider im universitären Bereich höchstens im Rahmen der Prüfung umsetzbar.

Die technische Entwicklung liefert uns allerdings Möglichkeiten. So wurden bereits im ersten Buch *Zeig mir Biostatistik!* (Rauch et al. 2014) Softwareanwendungen zur Unterrichtsgestaltung oder zur Vorbereitung von Übungen vorgestellt. Mithilfe von Tools können Probleme/Aufgaben vorgestellt werden. Der Anwender kann seine Antwort direkt im Tool umsetzen bzw. eintragen und erhält im besten Fall eine Rückmeldung oder Korrektur seiner Antwort zurück. Wenn dies noch in Form eines Spiels verpackt ist, wie z. B. bei „Guess the correlation" (http://guessthecorrelation.com/index.html), kann sich zum Lerneffekt auch ein Spaßfaktor einstellen.

Beim NV-Spiel handelt es sich um eine Webapplikation zum Üben, die erst nach Bestätigung der eigenen Antwort diese kommentiert. In erster Linie soll der Anwender üben, ob den dargestellten Daten eine Normalverteilung zugrunde liegt oder nicht. Dies geschieht in spielerischer Form, da er für korrekte Antworten Punkte erhält und der Schwierigkeitsgrad von Runde zu Runde steigt.

Abbildung 3.1 gibt einen schematischen Überblick über die zu beantwortenden Fragen des NV-Spiels. Die Antwort einer zugrunde liegenden Normalverteilung wird noch um die Frage nach dem zugrunde liegenden Mittelwert und der zugrunde liegenden Standardabweichung ergänzt. Die Antwort einer zugrunde liegenden nicht-normalverteilten Verteilung wird nur um die Frage nach deren Form ergänzt. Hier und bei der Darstellung der Stichprobe mithilfe eines Histogramms und eines Boxplots wurde das NV-Spiel bewusst einfach gehalten, um es als Übungstool einem breiten, auch fachfremden Anwenderkreis offenzuhalten.

Die Frage nach der zugrunde liegenden Verteilung verdeutlicht den Unterschied zwischen der Stichprobe und der Grundgesamtheit. Zum Beispiel werden bei jeder zugrunde

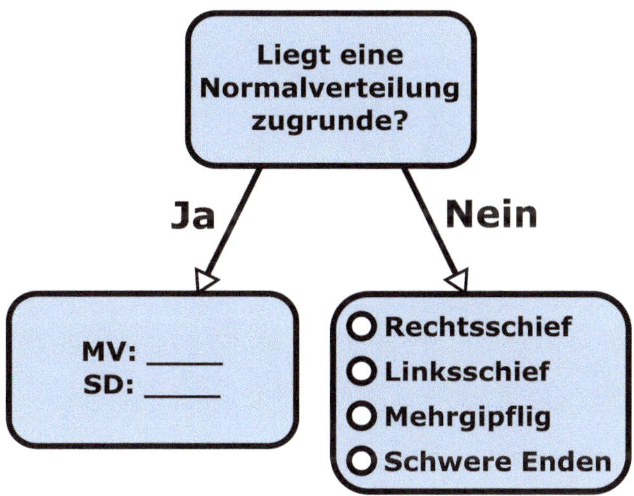

Abb. 3.1 Schematische Darstellung des NV-Spiels

liegenden Normalverteilung der zugehörige Mittelwert und die zugehörige Standardabweichung angegeben. Die unterschiedlich große Fallzahl der Stichprobe pro Runde zeigt dem Spieler die Schwierigkeit des Rückschlusses in Abhängigkeit vom Stichprobenumfang.

Das NV-Spiel ist kostenlos online unter dem Link https://antueb.shinyapps.io/NVSpiel/ verfügbar. Somit ist (mit Internetzugang!) selbst ein Spielen auf dem Smartphone in den öffentlichen Verkehrsmitteln auf dem Weg zur Uni möglich.

3.2 Methodik

Das NV-Spiel basiert auf Shiny von RStudio Team (2015) und verwendet die Software R (R Core Team 2013). Der Spieler benötigt aber weder eine Installation der Software R auf seinem Computer, noch werden Programmierkenntnisse vorausgesetzt.

3.2.1 Spielregeln/Ablauf

Ein Spiel besteht aus zehn Runden. In jeder Runde werden dem Spieler Daten, die aus einer zufälligen Verteilung stammen, mithilfe eines Histogramms und eines Boxplots visualisiert (s. Abb. 3.2).

Tipp: Mit dem Schieberegler unterhalb des Histogramms kann die Anzahl an Balken des Histogramms in 5er-Schritten verändert werden.

Im Feld auf der rechten Seite muss der Spieler im ersten Schritt einschätzen, ob die visualisierten Daten aus einer Normalverteilung stammen oder nicht. Entscheidet er sich für eine Normalverteilung („Ja"), wird er im zweiten Schritt nach dem Mittelwert und der

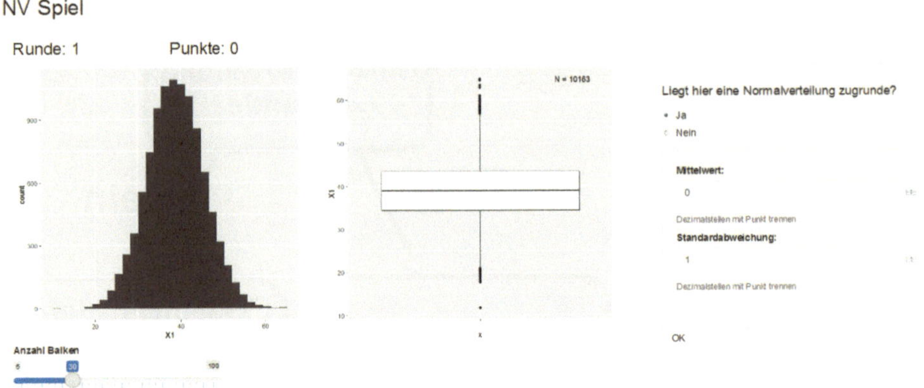

Abb. 3.2 Web-Oberfläche des NV-Spiels

Standardabweichung dieser Normalverteilung gefragt. Zu beachten gilt, dass das Dezimalzeichen bei der Eingabe des Mittelwertes und der Standardabweichung ein Punkt ist. Entscheidet er sich gegen eine Normalverteilung („Nein"), wird er im zweiten Schritt nach dem Grund seiner Antwort gefragt. Als Angabe von Gründen stehen „rechtsschief", „linksschief", „mehrgipflig" und „schwere Enden" zur Auswahl. Das heißt, ob er bei der zugrunde liegenden Verteilung eine rechtsschiefe, linksschiefe, mehrgipflige Verteilung oder eine Verteilung, die aufgrund ihrer schweren Enden nicht als Normalverteilung infrage kommt, vermutet. Mit der Bestätigung seiner Eingaben mit dem OK-Button werden seine Punkte errechnet und dem Punktekonto über dem Histogramm gutgeschrieben.

3.2.2 Lösung

Durch Klicken des OK-Buttons werden nicht nur die Punkte verrechnet, sondern auch die Lösung in einem farblich markierten Kästchen unterhalb des Boxplots eingeblendet. Das Lösungskästchen kann drei unterschiedliche Farben annehmen: Grün bei vollständig korrekter Beurteilung, Gelb bei teilweise korrekter Beurteilung und Rot bei völlig inkorrekter Beurteilung. Der Grad der Korrektheit wird aber nicht nur durch die Farbe des Kästchens symbolisiert, sondern auch mit den Worten „Richtige Antwort!", „Die Antwort ist nicht ganz richtig." und „Falsche Antwort!" verdeutlicht. Um den Lerneffekt zu steigern, wird bei einer völlig inkorrekten oder nur teilweise korrekten Beurteilung natürlich auch die korrekte Antwort im Lösungskästchen angegeben. Im Zusammenhang mit einer Normalverteilung werden immer der zugrunde liegende Mittelwert und die zugrunde liegende Standardabweichung angegeben. Wird der eingegebene Wert als korrekt gewertet, erfolgt dies als Hinweis. Wird der eingegebene Wert als inkorrekt gewertet, erfolgt die Angabe mit den Worten „Der wahre Mittelwert ist:" oder „Die wahre Standardabweichung ist:".

3.2.3   Nächste Runde und Schwierigkeitsgrad

Gleichzeitig mit dem Lösungskästchen wird ein Weiter-Button eingeblendet, über den der Spieler in die nächste Runde gelangt. Der Schwierigkeitsgrad der Runden nimmt dadurch zu, dass sich der Stichprobenumfang von Runde zu Runde verkleinert. Ist in Runde 1 noch eine Stichprobengröße zwischen 6144 und 10.240 Werten möglich, so sind es in Runde 10 nur noch zwischen 12 und 20 Werte.

Tipp: Die zugrunde liegende Stichprobengröße wird in der rechten, oberen Ecke des Boxplots angezeigt.

Wird der in der zehnten Runde erscheinende Weiter-Button betätigt, erscheint an der Stelle des Lösungskästchens ein neues rotes Kästchen, das das Ende des Spiels und die erreichte Punktzahl anzeigt. An die Stelle des Weiter-Buttons tritt ein Neues Spiel-Button, über den sich ein neues Spiel ohne Neuaufruf der Seite starten lässt.

3.2.4   Punkte

Jede Eingabe ergibt, sofern sie korrekt ist, ein Punkt. Somit sind im Rahmen einer nicht-normalverteilten Verteilung maximal zwei Punkte (ein Punkt für „Nein" und ein Punkt für den Grund) und im Rahmen einer Normalverteilung maximal drei Punkte (ein Punkt für „Ja", ein Punkt für den Mittelwert und ein Punkt für die Standardabweichung) möglich. Da eine Übereinstimmung der Eingabe und des zugrunde liegenden Mittelwertes oder der zugrunde liegenden Standardabweichung bis zur ersten Dezimalstelle sehr unwahrscheinlich ist, gilt hier eine Toleranzbreite von +/− 10 % des zugrunde liegenden Wertes als korrekt.

3.2.5   Interner Ablauf

In jeder Runde des NV-Spiels wird zunächst zufällig eine rundenentsprechende Fallzahl und eine Verteilung ausgewählt. Zur Auswahl stehen dabei eine Normalverteilung, eine Betaverteilung, eine Chi-Quadrat-Verteilung oder eine Exponentialverteilung. Eine mehrgipflige Verteilung oder eine Verteilung mit schweren Enden wird als Summe zweier Verteilungen erzeugt. Nach Auswahl der Verteilung werden auch deren Parameter zufällig ausgewählt. Zum Schluss wird die entsprechende Anzahl an Werten aus dieser Verteilung gezogen und wie oben beschrieben dargestellt.

3.3   Beispielanwendung

Bei Abb. 3.3 handelt es sich um Abb. 3.2 mit bestätigter Eingabe. Das Spiel befindet sich zu diesem Zeitpunkt am Ende der ersten Runde. Der Spieler hat sich für eine Normalverteilung („Ja") mit einem Mittelwert = 40 und einer Standardabweichung = 5,8 entschieden.

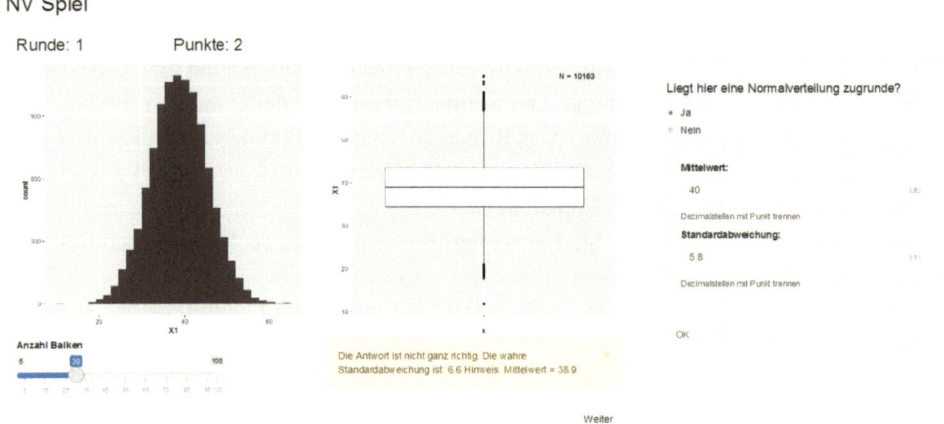

Abb. 3.3 Normalverteilung mit Lösung

Für diese Antwort hat der Spieler zwei Punkte erhalten. Wie dem gelben Lösungskästchen zu entnehmen ist, war die Antwort nicht ganz korrekt. Die zugrunde liegende Standardabweichung wäre 6,6 gewesen. Die geschätzte Standardabweichung von 5,8 weist eine größere Abweichung als +/− 0,66 von der zugrunde liegenden Standardabweichung auf und wird somit als nicht korrekt gewertet. Der Spieler hat also einen Punkt für die korrekt erkannte Normalverteilung und einen Punkt für die Schätzung des Mittelwertes erhalten. Beim Mittelwert liegt der geschätzte Wert von 40 im +/− 10 %-Bereich des zugrunde liegenden Wertes von 38,9.

Abbildung 3.4 zeigt das Spiel am Ende der fünften Runde. Die linksschiefe Verteilung wurde laut grünem Lösungskästchen korrekt erkannt. Nach fünf von zehn Runden hat der Spieler bereits zehn Punkte erreicht.

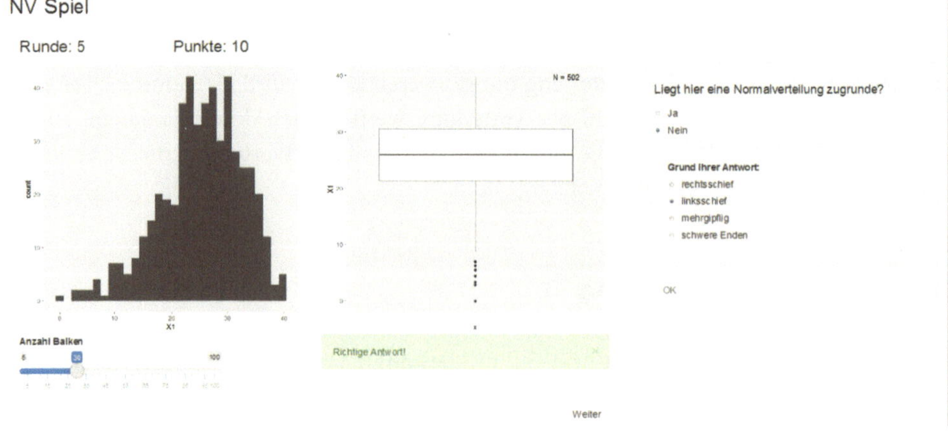

Abb. 3.4 Linksschiefe Verteilung mit Lösung

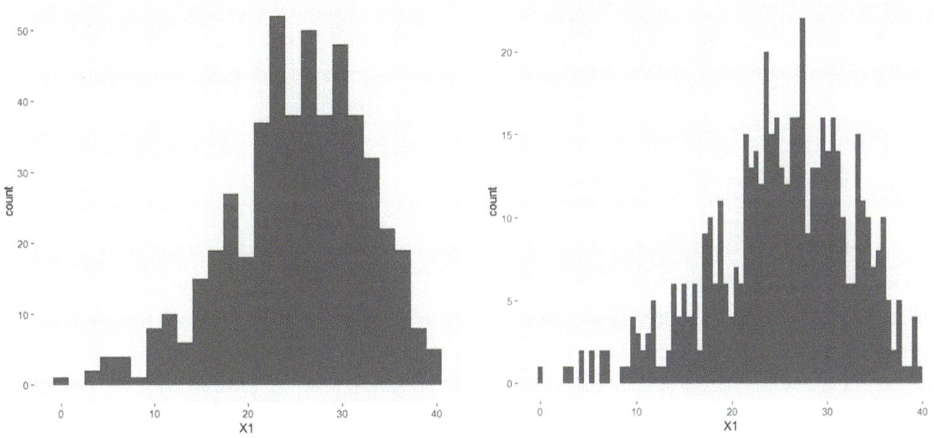

Abb. 3.5 Histogramm mit unterschiedlicher Anzahl an Balken (links = 25 Balken, rechts = 75 Balken)

Im Vergleich zur ersten Runde ist die zugrunde liegende Verteilung aufgrund der geringeren Fallzahl von 502 Werten nicht mehr ganz so einfach zu erkennen. Daher wurde zu deren Beurteilung der Schieberegler unterhalb des Histogramms verwendet. In Abb. 3.5 ist das Histogramm der fünften Runde mit einer Unterteilung in 25 Balken (links) bzw. 75 Balken (rechts) dargestellt.

Abbildung 3.6 zeigt das Spiel am Ende der zehnten Runde. Die rechtsschiefe Verteilung wurde laut grünem Lösungskästchen korrekt erkannt. Der Spieler beendet das Spiel mit 21 Punkten.

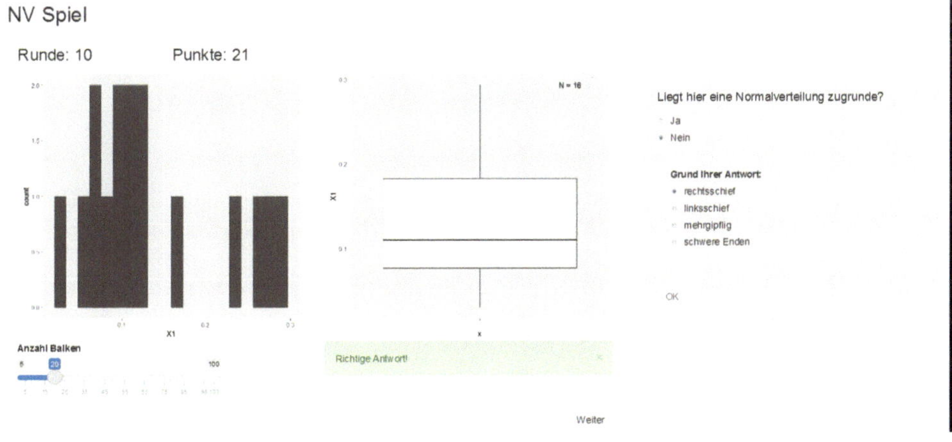

Abb. 3.6 Rechtsschiefe Verteilung mit Lösung

Die Fallzahl in der zehnten Runde beläuft sich noch auf 16 Werte. Nur unter Verwendung des Schiebereglers unterhalb des Histogramms und der Betrachtung des dargestellten Boxplots kann eine Beurteilung der zugrunde liegenden Verteilung erfolgen.

3.4   Diskussion und Ausblick

Das NV-Spiel soll dem Spieler zum einen bei der Beurteilung einer zugrunde liegenden Normalverteilung eine gewisse Routine liefern. Zum andern sollen dem Spieler aber auch die Zusammenhänge zwischen der Stichprobe und der Grundgesamtheit und die Abhängigkeit des Schwierigkeitsgrads der Beurteilung vom Stichprobenumfang verdeutlicht werden. Das NV-Spiel wurde bewusst einfach gehalten, um es einem breiten Anwenderkreis bereitstellen zu können. Mit einer bestehenden Internetverbindung kann das Spiel auf dem Computer, Laptop, Tablet oder Smartphone überall gespielt werden. Die Übung in Form eines Spiels aufzuziehen, stellt einen Gewinn dar, da somit eine direkte Belohnung in Form von Punkten erfolgt. Dies und der zunehmende Schwierigkeitsgrad begünstigen den Spaßfaktor.

Der Schwierigkeitsgrad der Runden bezieht sich auf den stetig kleineren Stichprobenumfang und nicht auf die zugrunde liegende Verteilungsform. Dadurch kann bei einer extremen Form die Beurteilung der zugrunde liegenden Verteilung in einer späteren Runde gelegentlich einfacher erscheinen.

Der theoretische Wertebereich der Punkte liegt zwischen 0 und 30 Punkten. 30 Punkte könnten nur erreicht werden, wenn durch das Spiel in allen zehn Runden eine Normalverteilung als zugrunde liegende Verteilung ausgewählt würde. Somit ist die maximal erreichbare Punktzahl von Spiel zu Spiel unterschiedlich und kann zwischen 20 und 30 Punkten liegen.

Das NV-Spiel kann maximal von 50 Personen gleichzeitig gespielt werden.

Danksagung Mein Dank gilt Herrn Dipl.-Stat. Sebastian Hoffmeister von der Firma STATCON, der mir mit Rat und Tat bei der Programmierung dieser Webapplikation zur Seite stand.

Literatur

R Core Team (2013). R: A language and environment for statistical computing. R Foundation for Statistical Computing, Vienna, Austria. ISBN 3-900051-07-0. http://www.R-project.org/.
Guess the correlation. http://guessthecorrelation.com/index.html
Rauch G, Muche R, Vonthein R (2014) Zeig mir Biostatistik! Ideen und Material für einen guten Biometrie-Unterricht. Springer-Verlag, Berlin
RStudio Team (2015). RStudio: integrated development for R. RStudio, Inc., Boston, MA. http://www.rstudio.com/.

Reinhard Vonthein

Zusammenfassung

Wenn Statistik nur ein Nebenfach ist, fehlt den Hörenden oft der Bezug zur statistischen Darstellung von Sachverhalten aus ihrem Fach. In Punkt- und Streudiagrammen werden die Stichprobenelemente zu Punkten. Diese Abstraktion ist in Zeiten hochauflösender Grafik unnötig. An den Forschungsgegenstand kann angeknüpft werden.

Die modulare Statistik-Programmiersprache R ist den meisten Statistiklehrenden geläufig und bietet entsprechende Möglichkeiten. Für einige grundlegende Konzepte und etliche übliche Zähleinheiten werden Diagramme und Symbole bereitgestellt.

Die Konzepte: Gradient und Regression, Cluster, faktorieller Plan und gemeinsame Verteilung können für Dutzende Stichprobenelemente, darunter Mensch, Frau, Mann, Familie, Dorsch, Maus, Zebrafisch, *Drosophila, C. elegans, E. coli*, Hefe, *Arabidopsis*, Getreide, Schwein, Laub- und Nadelbaum, Knochen usw. dargestellt werden. Dabei werden neben der Lage in der Zeichenebene auch die Größe und die Farbe zur Darstellung von Variablen eingesetzt.

Da dieses Werkzeug hier erstmals vorgestellt wird, können keine Erfahrungen aus der Lehrpraxis berichtet werden.

Zusätzliches Lehrmaterial zur einfachen Anwendung der eingereichten Unterrichtsideen steht auf der Springer-Homepage http://www.springer.com/978-3-662-54824-0 zur Verfügung.

R. Vonthein (✉)
Hüxstr. 43, 23552 Lübeck, Deutschland
E-Mail: reinhard.vonthein@gmx.de

© Springer-Verlag GmbH Deutschland 2017
R. Vonthein et al., *Zeig mir mehr Biostatistik!*,
https://doi.org/10.1007/978-3-662-54825-7_4

4.1 Einleitung

Das hier vorgestellte didaktische Hilfsmittel ist gedacht für den Statistikunterricht in Studiengängen der Lebenswissenschaften, z. B. Biologie, Medizin, Forstwirtschaft, kann aber auch zum Unterricht an Schulen oder zur Illustration von Fachliteratur verwendet werden. Die Symbol-Diagramme werden verwendet, wenn die Statistik-Anwendenden anfangen zu abstrahieren, also in den ersten Unterrichtsstunden im (Neben-)Fach (Bio-)Statistik. Ein wenig weiter fortgeschritten müssten die Lernenden sein, um in einem R-Kurs selbst Symbol-Diagramme zu erzeugen. Je nach Hauptfach werden die Konzepte: gemeinsame Verteilung, Versuchsplan, Regression, Cluster, nicht gleich in der ersten Vorlesung zur Statistik eingeführt, sodass an den Einsatz von Symbol-Diagrammen auch in Lehrveranstaltungen für fortgeschrittene Anwendende zu denken ist. Die Symbol-Diagramme werden im Folgenden in der Reihenfolge vorgestellt, wie die Konzepte am ehesten in einem Kursus in angewandter Statistik vorgestellt werden. Die Computergrafik kann für jede Hörendenzahl nützlich sein.

Um die gewünschte Illustration zu erzeugen, braucht man R (R Core Team 2015) und den Code im elektronischen Anhang zu dieser Beschreibung. Die Entwicklung erfolgte unter etlichen Versionen von R bis ca. 2.7 unter Windows und bis 3.2.3 unter iOS X. Der Code sollte also auf praktisch allen gängigen Computersystemen wie beabsichtigt ausgeführt werden. Außer der Basisinstallation von R werden wenige weitere R-Pakete verwendet, die ggf. zu installieren wären: `splines`, `survival`, `mclust`, `shape`.

Die mit R produzierten Diagramme können am Bildschirm angezeigt, projiziert oder gedruckt werden. Sie können in verschiedenen Grafikformaten abgespeichert werden, z. B. im PDF. Hierbei sind Vektorgrafikformate zu bevorzugen, weil sie sich besser vergrößern oder verkleinern lassen, ohne unscharf oder grobkörnig zu wirken. Unter Windows wäre das EMF (WMF) und unter iOS Cairos; PNG liefert auch meist eine brauchbare Darstellung. Damit gelingt die Einbindung in Dateien anderer Formate und in Druckerzeugnisse wie Lehrbücher, Poster usw. am besten.

4.2 Methodik

Der hier beschriebene R-Code steht als R-Paket `illustrator` zur Verfügung. Darüber hinausgehender Code zum Erzeugen der Abbildungen wie in diesem Kapitel ist als Online-Anhang verfügbar.

In der Datei `icons.R` werden die Symbole als Koordinaten von Polygonzügen zur Verfügung gestellt. Darunter befinden sich Polygonzüge mit rund zehn Punkten und Polygonzüge mit über 100 Punkten. In der Regel eignen sich letztere besser für eine große Darstellung und können bei kleiner Darstellung mit geringer Auflösung entstellt werden. Für die Modellorganismen werden sowohl umgangssprachliche Namen in Deutsch und

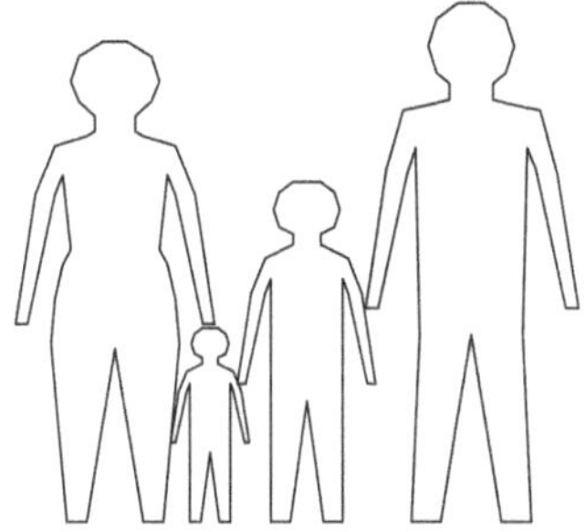

Abb. 4.1 Symbol Familie, zusammengesetzt aus den Symbolen Frau, Mensch und Mann

Englisch als auch die exakten lateinischen Namen oder deren übliche Abkürzung als Synonyme vorgehalten, z. B. Maus, mouse, Mus.musculus.

An dieser Stelle ist es besonders wichtig darauf hinzuweisen, dass die Symbole auf diese Weise vom Lehrenden einfach verbessert und ergänzt werden können.

Außerdem lassen sich solche Symbole leicht kombinieren, etwa Busch und Nadelbaum zu Mischwald oder Mann, Frau und kleiner Mensch zu Familie oder Haushalt. Dabei kann recht intuitiv mit den Datenmatrizen gerechnet werden, z. B. wird das Symbol in Abb. 4.1 definiert:

```
h <- length(human[,1])
family <- rbind(woman,
                0.4*human + matrix(c(2.33,0), ncol = 2, nrow = h, TRUE),
                0.7*human + matrix(c(3.35,0), ncol = 2, nrow = h, TRUE),
                1.08*man  +  matrix(c(5.30,0),  ncol  =  2,  nrow  =
                length(man[,1]), TRUE))
family[,1] <- family[,1]*2
```

Das Konzept der gemeinsamen Verteilung eines kategorialen und eines metrischen Merkmals verdeutlicht man im Idealfall mit einem Punkt-Diagramm (dotplot), welches um unterschiedlich breite vergleichbare Boxplots, Violin-Plots oder Battleship-Plots ergänzt werden kann. Im Prinzip werden die Werte der metrischen Variablen klassiert, und ein Mosaikplot wird gezeichnet, welches in der Regel unsichtbar bleibt zugunsten der Histogramm-artig angeordneten Symbole für die einzelnen Beobachtungen. Die entsprechende Funktion kann statt der voreingestellten umrahmten Punkte beliebige geschlossene Polygonzüge als Symbole verwenden.

Das Konzept des Gradienten, welcher mit einer einfachen oder multiplen Regression beschrieben werden sollte, wird veranschaulicht durch ein Streudiagramm. Die Symbole können zusätzlich in Farbe und Größe variiert werden, um die gleichen oder zusätzliche Variablen anzudeuten. Selbst die Erläuterung des Unterschieds zwischen multipler und multivariater Regression kann also durch ein derartiges Diagramm angestoßen werden.

Werden die Symbole vor der Darstellung nach dem Wert der abhängigen Variablen sortiert, entsteht ein räumlicher Eindruck.

Das Konzept Cluster wird nach Voreinstellung anhand von zwei Zufallsstichproben aus bivariaten Normalverteilungen dargestellt. Diese können sich überlappen, was bei der Erläuterung von Mischverteilungen, Diskriminanzanalyse und Clusteranalyse unbedingt diskutiert werden muss.

Zwei vorgegebene Klassen können durch im Rechteck angeordnete Symbole dargestellt werden. Dabei würde man die abhängige(n) Variable(n) durch Farbe und Größe andeuten.

In ähnlicher Weise können aber auch die Versuchsbedingungen eines zwei-faktoriellen Versuchsplans dargestellt werden. In einer Matrix werden die stets gleich vielen Versuchseinheiten durch Symbole dargestellt. Deren Merkmale können von den beiden Faktoren und deren Wechselwirkung abhängig sein, wobei eine gewisse Varianz vorgegeben wird. Auf diese Weise erhält man einen Eindruck von möglichen Daten, gegeben die erwarteten Effekte.

Simuliert man Daten zu einem generalisierten linearen Modell mit vorzugebenden Parametern, so lassen sich diese ebenfalls als Symbol-Diagramm in einem Streudiagramm darstellen. Die Verwendung von Größe, Farbe, Füllung und Rotation der Symbole beschränkt die Zahl der Regressoren auf fünf.

Um schnelle Ergebnisse oder wenigstens ein Gefühl für die Parameter der verschiedenen R-Funktionen zu erreichen, wird zu jeder Funktion eine Shiny-App bereitgestellt. Diese erlaubt die interaktive Änderung der Parameter (Symbol, dessen Größe, Farben, Anzahl und Modellparameter) bei gleichzeitiger Ansicht des Ergebnisses (s. Abb. 4.2).

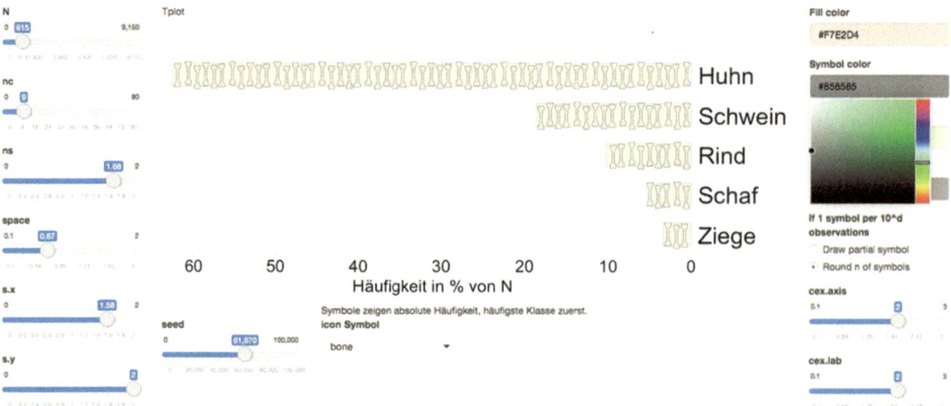

Abb. 4.2 Rechtsbündiges Balkendiagramm (TPlot), d. h. linksbündige Kategorien, in der Shiny-App zur Auswahl der Parameter zur Anpassung der Größen, der Verzitterung (unten links), des Symbols (unten Mitte: „bone" für Knochen) und der Farben (oben rechts)

4.3 Beispielanwendung

Die Darstellung der gemeinsamen Verteilung einer metrischen und einer kategorialen Variablen als Symbol-Diagramm ist nur in engen Grenzen sinnvoll. Liegen nur wenige Werte je Gruppe vor, so sind ein Lagemaß und dessen Konfidenzintervall vorzuziehen. Bei zahlreichen Beobachtungen genügen Violin- und Battleship-Plots ohne die einzelnen Symbole. Da hier die Fläche proportional zur Häufigkeit sein soll, werden die Symbole alle gleich groß gezeichnet. Farblich können sie variieren, und zwar sowohl in der Umrandung als auch in der Füllung. Abb. 4.3 zeigt ein Symbol-Diagramm mit überlagertem Battleship-Plot unter Normalverteilungsannahme.

Anhand dieser Darstellung können zwei Abstraktionsschritte unternommen werden. Zum einen von der leichter zu verbalisierenden und in der Regel auch interessanteren Menge von bedingten Verteilungen zur gemeinsamen Verteilung. Zum anderen vom einzelnen Symbol zur geschätzten Dichte. Dieser Schritt ist ja notwendig für die Darstellung der bedingten Verteilungen, wenn man die Symbole nicht in jeder Gruppe verschieden groß zeichnen will.

Die beiden Funktionen zur Darstellung eines Gradienten verwenden ein einfaches lineares Modell mit Achsenabschnitt und Steigung für die Anordnung der Symbole. Dabei

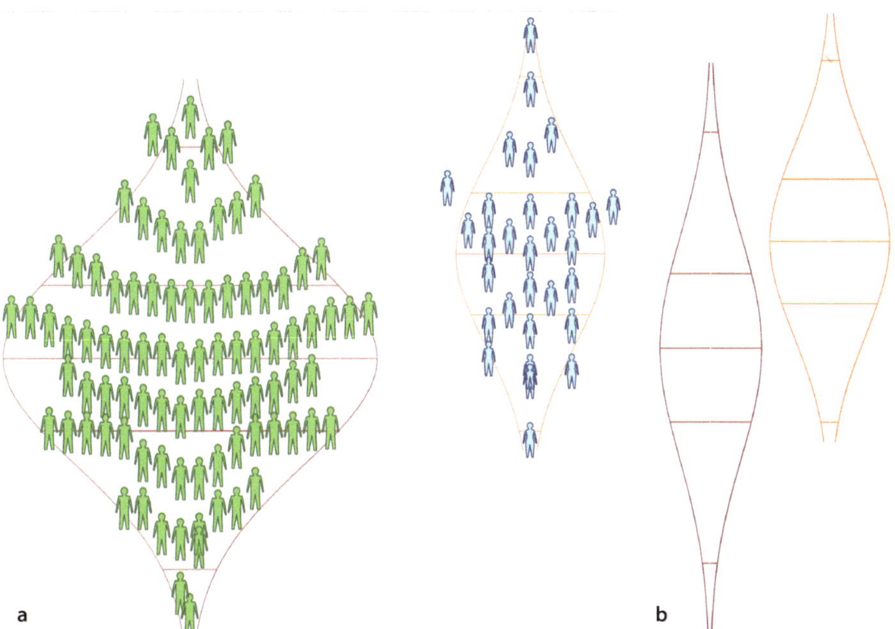

Abb. 4.3 a Gemeinsame Verteilung eines kategorialen Merkmals (Abszisse, Symbol, Farbe) und eines metrischen Merkmals (Ordinate) und dessen mit der relativen Häufigkeit der Gruppe gewichteter bedingter Dichte bei Normalverteilung (Battleships), **b** bedingte Dichten des metrischen Merkmals gegeben das kategoriale Merkmal für dieselben Daten

Abb. 4.4 Gradient in den
Variablen Standort, Größe und
Farbe von Nadelbäumen

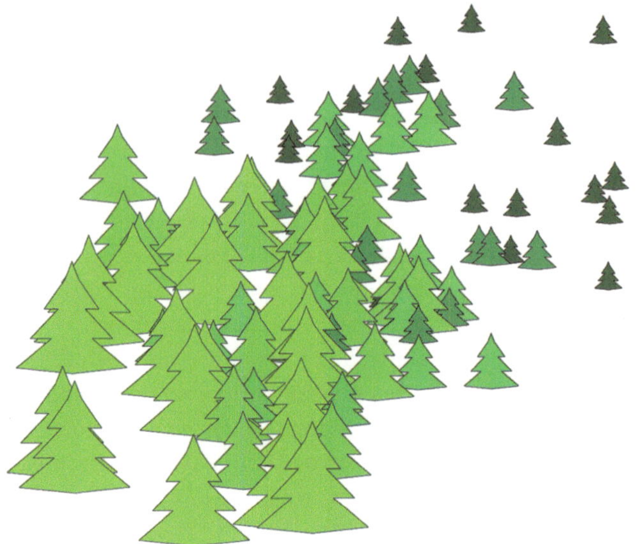

werden die Residuen und Fehler im Regressor als gleichverteilt angenommen auf einem Intervall, dessen Breite von der Symbolgröße abhängt, um Überlappungen prinzipiell zu vermeiden. Zusätzlich kann an jedem Punkt auf der Gerade statt eines Symbols eine ganze Gruppe dargestellt werden. Auf diese Weise sind Messwiederholungen oder Gruppen korrelierter Beobachtungen darstellbar. Es könnte sich etwa um Jahrgänge mehrjähriger Lebewesen handeln, deren Größe entsprechend gewählt wird. In Beispiel Abb. 4.4 wurden Überlappungen per Tuning-Parameter verstärkt, um einen Wald zu erhalten, und in Abb. 4.5 zwei Fischschwärme.

Das Konzept der Zufallsstichprobe lässt sich leicht veranschaulichen, indem die Diagramme wiederholt nach neu generierten Zufallszahlen gezeichnet werden. Mit Ausnahme

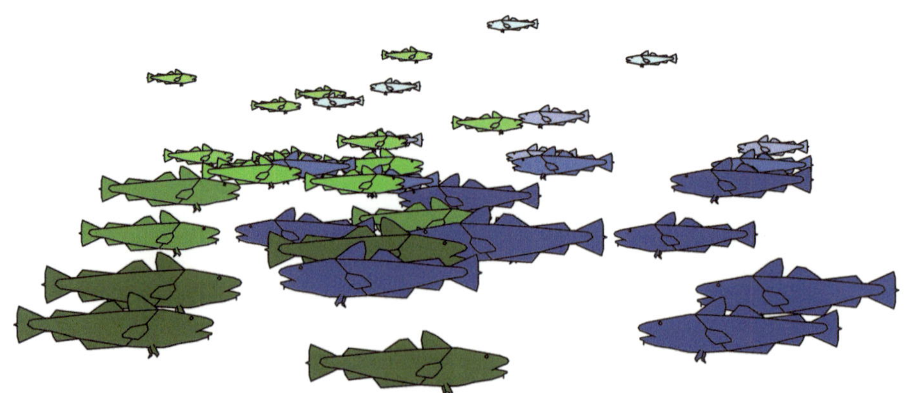

Abb. 4.5 Überlappende Cluster von Dorschen mit verschiedenen Richtungen, Grundfarben und mittleren Standorten sowie gleichartigen Streuungen in den Variablen Standort, Größe und Farbe

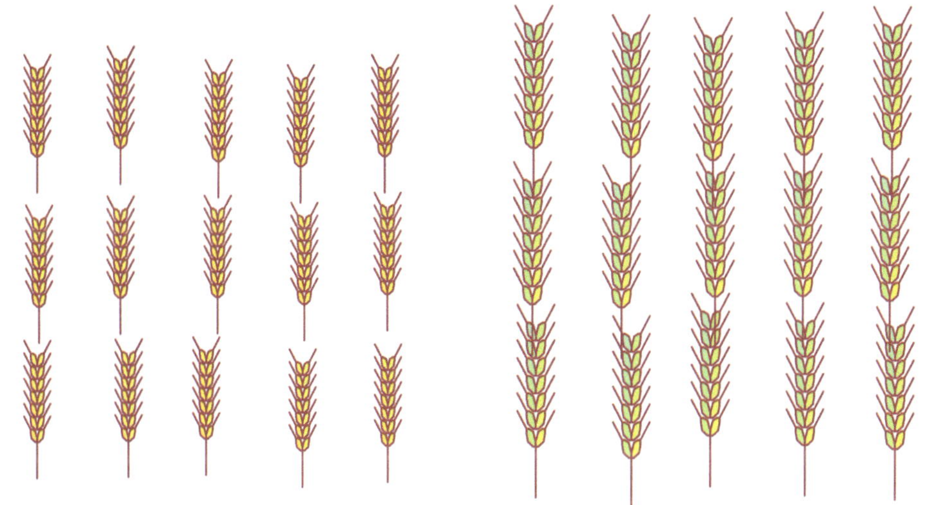

Abb. 4.6 Feld voll Weizen, der in Größe und Farbe variiert

der Funktion `battleship` umfassen die hier vorgestellten Funktionen das Erzeugen von Zufallszahlen. Beim Symbol-Diagramm für GLM steht eine eigene Funktion dafür zur Verfügung.

Sollen vorgegebene Klassen getrennt voneinander dargestellt werden, eventuell sogar durch einen freien Streifen getrennt, verwendet man die Funktion `Forest`. Sie erlaubt sowohl die Anordnung nach Zufallszahlen, die auf dem Rechteck gleichmäßig verteilt sind, als auch eine regelmäßige Anordnung, die nur leicht zufällig verzittert wird (s. Abb. 4.6).

Sollen nicht nur zwei Gruppen, sondern zwei Faktoren vorgestellt werden, geschieht das mit der Funktion `plan`. Soll vornehmlich die Größe moduliert werden, greift man zu kleinen Zeilen- und Spalten-Effekten. Geht es besonders um die Farbe, nimmt man große. Im Beispiel (s. Abb. 4.7) sieht man *Arabidopsis* mit starkem Zeilen- und schwächerem Spalten-Effekt und ohne Wechselwirkung. Außerdem ist auch innerhalb der gleich großen Gruppen eine Streuung erkennbar.

In fast jeder praktischen Anwendung von Statistik in den Lebenswissenschaften fallen den Forschenden etliche Variablen ein, nach denen adjustiert werden müsste, und auch Wechselwirkungen. Daher wird ein praxisrelevanter Statistikkurs die multiple Regression umfassen. Aufgrund der Erhebungsmethodik kann die Verteilung der abhängigen Variablen nicht immer als Normalverteilung angenommen werden. Wer seine forschenden Hörenden auf deren Niveau begegnen und abholen möchte, kann entsprechende Daten erzeugen (`rglm`) und als Symbol-Diagramm darstellen (`plotglm`).

Die Funktion, die nach einem generalisierten linearen Modell (GLM) Daten generiert, ist für Faktoren mit der Zahl der Faktorstufen und für Kovariablen mit der Spanweite der Regressoren parametrisiert und zieht deren Werte aus gleichmäßigen Verteilungen. Auf diese Weise werden Punkte großer Hebelwirkung viel seltener, als wenn aus einer

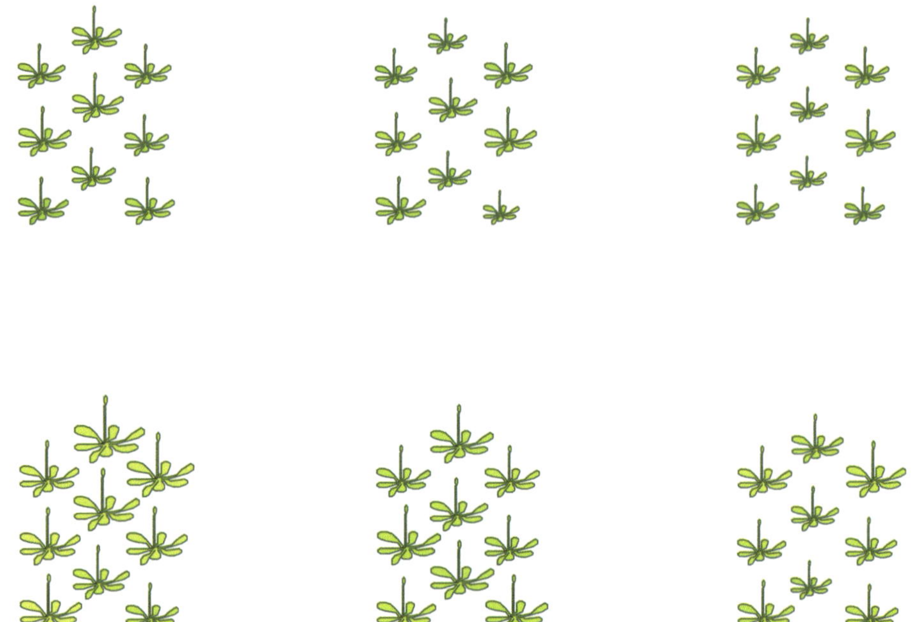

Abb. 4.7 2x3-Plan ohne Wechselwirkung; die abhängige Variable bestimmt die Farbe und die Größe der *Arabidopsis thaliana*-Pflanzen

eingipfligen Verteilung gezogen würde. Für die Normalverteilung kann eine Standardabweichung angegeben werden, für die Binomialverteilung die Anzahl unabhängiger Versuche.

Die Simulation von generalisierten linearen Modellen hilft Lernenden, eine sehr viel genauere Einschätzung der Auswirkungen von Regressoren, Regressionskoeffizienten, Residuenverteilungen und Wechselwirkungen zu entwickeln. Im Beispiel (s. Abb. 4.8) ist die Steigung der Ordinatenvariable y in der Abszissenvariable x in den beiden durch Farben angegebenen Gruppen deutlich verschieden. Die als Symbolgröße und -rotation dargestellten Variablen haben keinen derart auffälligen Einfluss. Die Varianz wächst mit y.

Die GLM umfassen die extrem wichtige logistische Regression. Hier bietet es sich an, die abhängige Variable durch die eine oder andere Symboleigenschaft hervorzuheben. Im Beispiel (s. Abb. 4.9) sind die Zebrafische mit Ereignis um 180 Grad bzw. um π rotiert. Ein Zusammenhang zwischen Größe G und Ereigniswahrscheinlichkeit P wurde geschätzt und eingezeichnet. Hilfslinien zeigen die Größe $LG50$ bei der $P|LG50 = 50\,\%$.

4.4 Diskussion und Ausblick

Lehrende dürfen nicht erwarten, dass die Zufallszahlen, selbst wenn sie aus einer gleichmäßigen Verteilung erzeugt werden, eine Anordnung der Symbole für Lebewesen ergeben,

Abb. 4.8 GLM mit Poisson-Verteilung in den Variablen Abszisse, Farbe, Größe, Rotation und Wechselwirkung der Abszissen- und Farbvariablen mit *E. coli-* Symbolen

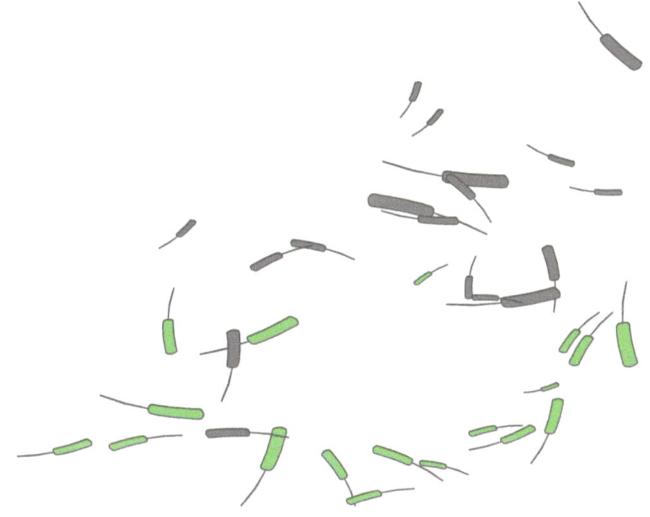

wie Lebewesen sie von sich aus einnehmen, etwa in einem Schwarm. Tiere wie Pflanzen stehen unter einem Selektionsdruck, der zu geringe und zu große Abstände verbietet. Die Anordnung unter Beachtung eines optimalen Abstands beschreibt man mit anderen Modellen, und zwar mit den zellulären Automaten. Ein entsprechender Hinweis an die Lernenden kann deren Enttäuschung über die unterrichteten Modelle in Neugier auf andere Formen der Modellierung verwandeln.

Die hier vorgestellten Symbole sind stark vereinfachte Darstellungen der Stichprobenelemente. Bei der Bildauflösung, die das menschliche Auge in typischer Leseentfernung leistet, sind auf einer üblicherweise für eine Abbildung verwendeten Fläche dennoch nur wenige bis wenige Dutzend Symbole über oder nebeneinander darstellbar. Mehr Symbole dürften auch beim Betrachter selten gefragt sein. Insgesamt liegt hier eine starke Einschränkung der Methode auf kleine und mittlere Stichprobenumfänge vor.

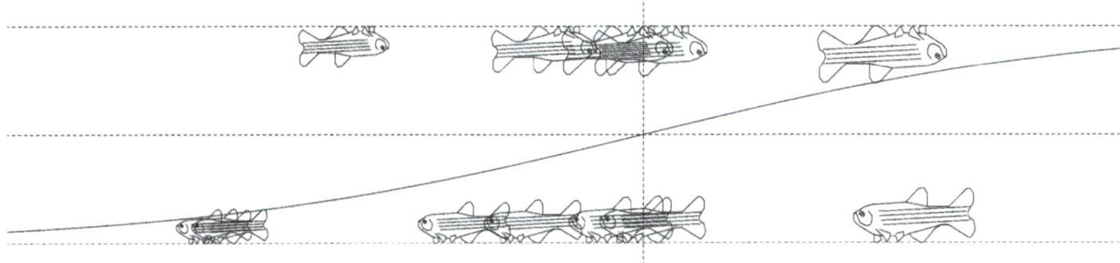

Abb. 4.9 Logistische Regression vom Tod der Zebrafische auf ihre Größe mit *LG50*

Die Darstellung der Symbole wurde noch nicht vollständig automatisiert. Nutzer des vorgestellten R-Codes müssen durch die Wahl geeigneter Parameter – Zahl der Histogrammklassen, Wertebereich einer Variablen, Parameter eines Modells, Seitenverhältnis des Diagramms – sicherstellen, dass die Symbole in einem angemessenen Seitenverhältnis dargestellt werden. Die Vektorgrafik hat den Vorteil, dass etwa Strichdicken sich beim Vergrößern nicht ändern. Wenn eine Darstellung am Bildschirm gut aussieht, kann es sein, dass man für eine höher aufgelöste Druckgrafik besser eine stärkere Linie wählt (z. B. `par(lwd = 4)`).

Für die Weiterentwicklung sollte also die Möglichkeit eingebunden werden, Buchstaben-gleiche Symbole zu verwenden. Diese sollten am besten aus Fotografien generiert werden können. Dann könnten alle Objekte fotografisch dargestellt werden, wovon Klassifikationsaufgaben in der Taxonomie und der Archäologie profitieren. Andererseits könnte ein Bild zu einer Beobachtung nahe der Klassenmitte als typischer Vertreter identifiziert werden.

Anhang

Folgende elektronische Materialien zu diesem Beitrag finden Sie online:

- Anhang 1: Programmcode für Diagramme wie in diesem Kapitel,
- R-Paket illustrator auf github.com/vonthein/illustrator.

Literatur

R Core Team (2015) R: A language and environment for statistical computing. R Foundation for Statistical Computing, Vienna, Austria. ISBN 3-900051-07-0. http://www.R-project.org/.

Teil II

Spielerisch Planen und Testen

Limonade und Schokolade – wie kann man Versuchsplanung versüßen?

Theodor Framke

Zusammenfassung

Wie lassen sich Aspekte der Versuchsplanung nicht nur in Formeln ausdrücken, sondern auch erlebbar machen? Dem Fach Biometrie oder Biostatistik haftet, wenn es in einem fachfremden Studiengang unterrichtet wird, oftmals das Vorurteil eines „trockenen" und theoretischen Fachs an. In diesem Artikel werden zwei Versuche beschrieben, die sich unkompliziert und mit einem relativ geringen Aufwand in eine Biometrie-Vorlesung integrieren lassen. Ziel ist es, den Unterricht stärker zu phasieren und die Teilnehmer aktiv-handelnd an Versuchen teilhaben zu lassen, um somit über ein tieferes Verständnis und eine motivationale Bindung an den Lerngegenstand eine bessere Ausgangslage für die Diskussion von Designaspekten in Versuchen zu erreichen.

Die hier vorgestellten Versuche wurden mithilfe von Versuchspersonen getestet, um unter realistischen Bedingungen den Zeit- und Organisationsaufwand zu ermitteln. Hauptsächlich adressiert der Beitrag Veranstaltungen aus dem Bereich Biometrie im Studiengang Humanmedizin, die Versuche können aber auch mit leicht geänderten Schwerpunkten in Studiengängen der (Bio-)Statistik Anwendung finden.

5.1 Einleitung

Empirisches Arbeiten ist in vielen wissenschaftlichen Fächern ein unverzichtbarer Bestandteil der Forschung, um zu einem Erkenntnisgewinn beizutragen. In der Medizin kann oftmals nur das empirische Arbeiten Antworten auf Fragestellungen ermöglichen,

T. Framke (✉)
Institut für Biometrie, Medizinische Hochschule Hannover,
Carl-Neuberg-Str. 1, 30625 Hannover, Deutschland
E-Mail: framke.theodor@mh-hannover.de

© Springer-Verlag GmbH Deutschland 2017
R. Vonthein et al., *Zeig mir mehr Biostatistik!*,
https://doi.org/10.1007/978-3-662-54825-7_5

die sich nicht durch theoretische Überlegungen beantworten lassen. In diesem Fall sind klinische Studien, neben Labor- oder Tierexperimenten, ein wichtiges Hilfsmittel. Hier muss immer wieder geklärt werden, was für die vorliegende Frage, die mithilfe einer Studie beantwortet werden soll, ein angemessenes Versuchsdesign wäre.

Die hier beschriebenen Unterrichtsideen sind für das Modul Biometrie des Studiengangs Humanmedizin gedacht, lassen sich jedoch problemlos auch in anderen Studiengängen umsetzen, in denen Biometrie gelehrt wird. Auch im Studium der (Bio-)Statistik können die Experimente sinnvoll durchgeführt werden.

An der Medizinischen Hochschule Hannover findet seit 2005 die Ausbildung von angehenden Medizinern im Reformstudiengang HannibaL (Hannoversche integrierte berufsorientierte adaptive Lehre) statt. Das bedeutet u. a. eine Einteilung des Studienjahrs in drei Tertiale à zehn Wochen anstatt Semestern. Im dritten Studienjahr findet das Modul Biometrie des Querschnittsfachs Q1 (MSE_P_304: Epidemiologie, medizinische Biometrie und medizinische Informatik) statt, wobei alle drei Teilmodule des Querschnittsfachs innerhalb eines Zeitraums von drei Wochen erfolgen. Prüfungsform ist, wie im Medizinstudium üblich, eine elektronische Klausur mit Multiple-Choice-Fragen. Als Teilnehmergröße wird von 270 Studenten pro Studienjahr ausgegangen, sodass pro Tertial ca. 90 Studenten die Veranstaltung besuchen. Nähere Informationen zu dem Studiengang finden sich unter https://www.mh-hannover.de/15561.html (abgerufen 30.09.2016).

Für das Modul Biometrie sind insgesamt elf Doppelstunden Vorlesung und elf Doppelstunden Seminare vorgesehen. Inhalte sind u. a. deskriptive Statistik, Schätzen, Konfidenzintervalle, Qualitätsmerkmale von klinischen Studien, Nichtunterlegenheits-/Überlegenheits-/Äquivalenzstudien, Multiplizität, Fallzahlplanung, Überlebenszeitanalysen, Diagnosestudien und Meta-Analyse. Der „rote Faden" der Vorlesung und der Seminare ist die randomisierte, klinische Studie, anhand derer die Themen motiviert werden. Vorkenntnisse zum Thema Biometrie/Versuchsplanung gibt es nicht, da es sich hierbei um die erste Vorlesung zu dem Thema handelt. Vier Seminare finden parallel nach der Vorlesung statt, wobei die Gruppengrößen in der Regel 22–26 Personen betragen. Eine Anwesenheitspflicht existiert nicht.

Eine besondere räumliche Ausstattung ist für die hier vorgestellten Versuche nicht notwendig; sie lassen sich problemlos in Seminarräumen oder Hörsälen durchführen.

5.2   Methodik

5.2.1   Materialien

Die nachfolgend aufgeführten Materialien werden für die Versuche benötigt:

- beschriftbare Plastikbecher der Größe 0,2 l,
- Folienstift zur Beschriftung der Plastikbecher,
- zwei Schokoladensorten,

- Coca-Cola und Coke Zero,
- Uhr mit Sekundenanzeige.

Die Markennamen Coca-Cola, Coke Zero, Lindt, Hachez, Lidl, SAS, SPSS u.a. sind eingetragene Warenzeichen.

5.2.2 Motivationen der Versuche

Da sich im Rahmen der Vorlesung bzw. des Seminars keine echte klinische Studie durchführen lässt, sollen die vorgestellten Experimente als Surrogat dienen und modellhaft Aspekte der Versuchsplanung und -durchführung veranschaulichen. Die Studenten sollen sowohl in die Rolle des Studienteilnehmers als auch in die Rolle des Studienleiters schlüpfen und mit beiden Perspektiven Erfahrungen sammeln.

Das zugrunde liegende Szenario sieht den Einsatz zweier Genussmittel vor, deren Werbung als Aufhänger für die Experimente dienen.

Versuch 1 (Limonadenexperiment) Ein großer Limonadenhersteller bewirbt in mehreren Werbespots ein neues, zuckerfreies Produkt damit, dass es sich geschmacklich nicht von dem Standardprodukt unterscheiden soll. Nachfolgend sind zwei Links zu Videos aufgeführt, wobei das erste einen in Deutschland relativ hohen Bekanntheitsgrad hat, da der Nationaltorhüter Manuel Neuer hier zum Einsatz kommt und der Spot häufig in der Fernsehwerbung zu sehen war (https://www.youtube.com/watch?v=_o6-JyISBcA und https://www.youtube.com/watch?v=ioSqD0yS5ew, zuletzt abgerufen 21.09.2016).

Aus den beiden Werbefilmen wird ersichtlich, dass sich das neue Produkt (Coke Zero) nicht von dem alten Produkt (Coca-Cola) in Bezug auf den Geschmack unterscheiden soll und die Konsumenten gar nicht den Unterschied bemerken, wenn ihnen ein anderes Getränk „untergeschoben" wird.

Wie ließe sich nun ein solcher Sachverhalt im Rahmen einer Studie prüfen?

Versuch 2 (Schokoladenexperiment) Die Firma Lindt beschreibt auf ihrer Homepage mehrere Formen der Schokoladendegustation, bei der Sinneswahrnehmungen angesprochen werden (Sehen, Tasten, Hören, Riechen, Schmecken). Konkret wird u. a. auf den Geschmack eingegangen: „Hochwertige Schokoladen haben eine glatte Oberfläche, eine feste Konsistenz, zergehen schnell und cremig-zart auf der Zunge ohne raue Partikel – und hinterlassen ein angenehmes Gefühl am Gaumen." (http://www.lindt.de/welt-der-chocolade/entdecken-sie-lindt/chocoladendegustation/, abgerufen am 22.08.2016).

Da Lindt sich hier klar dem höherwertigen Segment zuordnet, kann die Frage gestellt werden, ob die Schokolade der Firma (a) schneller als billigere Schokoladen auf der Zunge zergeht und (b) ob mehr Tester der Aussage zustimmen, dass die Schokolade cremig-zart auf der Zunge ohne raue Partikel zergeht und ein angenehmes Gefühl am Gaumen hinterlässt im Vergleich zu einer billigen Schokolade.

5.2.3 Biometrische Aspekte des Limonadenexperiments

Für Geschmackstestungen wird häufig der sogenannte Dreieckstest verwendet. Die Ziele des Dreieckstests und ein Beispiel wird von der Society of Sensory Professionals kurz dargestellt (http://www.sensorysociety.org/knowledge/sspwiki/Pages/Triangle%20Test.aspx, zuletzt abgerufen 23.08.2016).

Aus didaktischen Gründen kann man zunächst eine vereinfachte Form („einfacher Dreieckstest") durchführen, in der jeder Proband in zufälliger Anordnung einen Becher Coke Zero (Z) und zwei Becher Coca-Cola (C) erhält und die Probanden aufgefordert werden, die Coke Zero zu erkennen. Das hat den Nachteil, dass jeder Proband weiß, (a) welche Sorte es zu erkennen gilt und (b) dass diese genau einmal in den drei Bechern vorkommt. In einem darauf aufbauenden Versuch kann dann der Dreieckstest analog zu dem im obigen Link angegebenen Setting durchgeführt werden, wobei es sechs Möglichkeiten gibt, die drei Becher des Probanden zu befüllen (CCZ,CZC,ZCC,ZZC,ZCZ,CZZ). Somit gilt es jetzt nicht einfach mehr, das neue Produkt zu erkennen, sondern das andersschmeckende Getränk zu identifizieren.

Die Wahrscheinlichkeit, dass ein Proband den richtigen Becher identifiziert, liegt bei einem Drittel, wenn unterstellt wird, dass es keinen Geschmacksunterschied gibt. Die Auswertung kann über einen Binomialtest (ggf. mit Normalapproximation) und dessen Konfidenzintervall stattfinden. In R lässt sich das einfach über den Befehl binom.test() erreichen. Analog dazu lässt sich auch für eine gegebene Zahl an Probanden die Anzahl berechnen, die nötig ist, um die Nullhypothese zu verwerfen. Einschränkend sollte darauf hingewiesen werden, dass auch hier das Prinzip „Absence of evidence is no evidence of absence" gilt (Altman und Bland 1995). Streng genommen wäre es richtig, hier einen Äquivalenztest durchzuführen, was aber wie so oft aufgrund der schwierigen Definition von geeigneten Äquivalenzbereichen problematisch sein kann. Hier bietet sich in der Seminargruppe eine Diskussion über die Ziele und getroffenen Aussagen des Versuchs in Verbindung mit statistischen Hypothesen an. (Soll ein Unterschied nachgewiesen werden? Oder soll nachgewiesen werden, dass kein Unterschied existiert? Welche Position würde ein Hersteller oder eine Aufsichtsbehörde einnehmen, wenn es um eine klinische Prüfung ginge?)

Als Leseempfehlung sei auf auch einen Artikel verwiesen, der verschiedene Versuche mit Cola-Getränken an einer Schule beschreibt, darunter auch die Anwendung des Dreieckstests (Kunert et al. 1995).

5.2.4 Biometrische Aspekte des Schokoladenexperiments

Eine erste Frage, die sich bei der Wahl eines randomisierten Versuchsaufbaus stellt, lautet: klassisches Parallelgruppendesign oder Cross-Over-Design? Im erstgenannten Fall würde jeder Proband nur ein Stück Schokolade bekommen. In klinischen Studien finden Cross-Over- Designs häufig dort Anwendung, wo ein Parameter einen stabilen zeitlichen Verlauf aufweist, was z. B. oft bei chronischen Erkrankungen vorkommt. Jeder Patient bekommt dabei alle Interventionen, wobei sich die Reihenfolge pro Patient unterscheiden kann. Im einfachsten Fall ergibt sich ein AB/BA-Design, welches nur zwei Zeitpunkte (Perioden 1 und 2, getrennt durch eine Wash-out-Phase) und zwei Interventionen (A: teure Schokolade, B: billige Schokolade) aufweist. Dies bedeutet, dass die Probanden einer der beiden Sequenzen A-B oder B-A zufällig zugeteilt werden. Ob es sinnvoll erscheint, dass die Probanden beide Schokoladen testen, oder ob nicht ein Parallelgruppendesign genügen würde, sollte Gegenstand der Planungsdiskussion sein. Hier bietet es sich auch an, auf die Effizienz des Cross-Over-Designs einzugehen oder über mögliche Perioden- bzw. Carry-over-Effekte zu sprechen. (Weiterführende Informationen zu dem Thema Cross-Over in klinischen Studien finden sich in dem Buch von Stephen Senn (2002).)

Eine Diskussion über Strategien zur Vermeidung von Verzerrungen ist auch hier im Vorfeld notwendig. Hier kann erarbeitet werden, warum insbesondere eine Verblindung sinnvoll ist und wie die Kenntnis der Schokoladensorte das Ergebnis beeinflussen könnte.

Ein weiterer wichtiger Punkt ist die Auswertung. Wie in jeder klinischen Studie kann auch hier ein Prüfplan mit der Auswertungsstrategie vorab geschrieben werden. In der Praxis lässt sich oft beobachten, dass die Auswertungen eines solchen Versuches mit einem verbundenen t-Test durchgeführt werden, also z. B. über die paarweisen Differenzen von Behandlung A und B. Diese Auswertung berücksichtigt jedoch nicht den randomisierten Versuchsaufbau. Eine periodenadjustierte Auswertung lässt sich über den unverbundenen t-Test erreichen. Die Auswertung lässt sich sogar mit Excel umsetzen, kann aber auch über die SAS-Prozeduren PROC MIXED oder PROC GLM erfolgen. Alternativ lassen sich auch nichtparametrische Verfahren nutzen (Putt und Chinchilli 2004).

5.3 Anwendung

In der zweiten Hälfte des Jahres 2016 ließ sich die Umsetzung der Studie in den Seminaren des Biometrie-Moduls leider nicht durchführen. Da am Institut für Biometrie auch regelmäßig Softwarekurse angeboten werden, wurde stattdessen in zwei SPSS-Kursen den Teilnehmern die Teilnahme an dem Limonadentest angeboten. Die Teilnehmerzahl der SPSS-Kurse beträgt in der Regel ca. zehn Personen und setzt sich zumeist aus Studenten der Humanmedizin und Ärzten bzw. wissenschaftlichen Mitarbeitern zusammen. Darüber hinaus haben sich zwölf Mitarbeiter des Instituts für Biometrie als Testpersonen für das Schokoladenexperiment bereitwillig zur Verfügung gestellt. In Abschn. 5.3.1 und 5.3.2 wird die praktische Durchführung der Versuche beschrieben und die Ergebnisse werden kurz dargestellt.

5.3.1 Durchführung Limonadenexperiment

An den Versuchen haben insgesamt 20 Probanden teilgenommen. Die Versuche wurden mit verschiedenen Versuchsaufbauten durchgeführt, zunächst wurde mit elf Probanden der einfache Dreieckstest durchgeführt. Jedem Probanden wurde hier eine Nummer zugeteilt, und der Person wurden daraufhin drei gefüllte Becher mit den Ziffern A, B und C ausgehändigt. Einer der Becher enthielt entsprechend einer vorab erstellten Randomisierungsliste Coke Zero, während die restlichen beiden Becher mit Coca-Cola befüllt wurden. Den Probanden war die Zuteilung nicht bekannt.

Zu einem späteren Zeitpunkt wurde der „klassische" Dreieckstest mit neun weiteren Probanden durchgeführt. Hier bekam jeder Proband ebenfalls zunächst eine Nummer zugeteilt und danach drei Becher gemäß der Randomisationsliste, von denen nicht bekannt war welches Getränk ein- oder zweimal abgefüllt worden war.

Es hat sich gezeigt, dass Coke Zero in beiden Settings von einer hohen Anzahl von Versuchspersonen erkannt wurde. In dem ersten Experiment gab es nur eine von elf Personen, die Coke Zero nicht erkannt hat. Im zweiten Experiment hat ebenfalls nur eine von neun Versuchspersonen falsch gelegen. Einen zeitlichen Unterschied in der Vorbereitung oder Durchführung der Versuche ließ sich nicht feststellen. Abb. 5.1 zeigt einen exemplarischen Versuchsaufbau.

5.3.2 Schokoladendegustation

Als Testschokoladen haben 100g Zartbitter-Tafeln der Firmen Hachez (A) und Lidl (B) gedient. Beide Tafeln ließen sich in 24 Stücke zerteilen (s. Abb. 5.2) und hatten einen ähnlichen Kakaoanteil von 55 % bzw. 50 %.

Zur Vorbereitung des Experiments sind beide Schokoladentafeln in 24 Stücke zerteilt und auf einen Teller gelegt worden. Eine Randomisierungsliste mit den beiden Möglichkeiten der Zuteilung „A-B" oder „B-A" wurde erstellt.

Abb. 5.1 Cola-Flaschen und beschriftete Becher

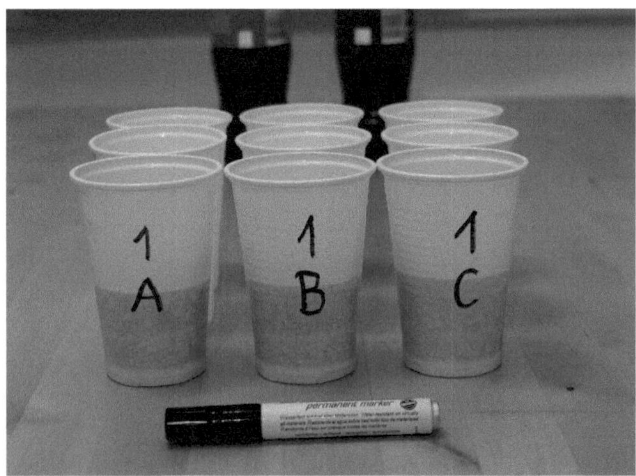

Abb. 5.2 Verwendete Schokoladentafeln (die Logos
sind nachträglich unkenntlich
gemacht worden)

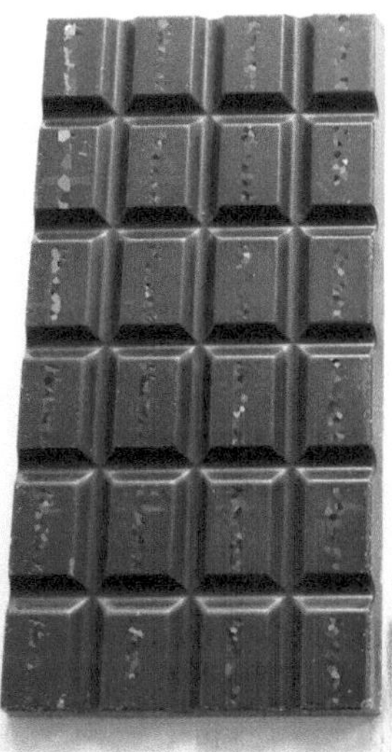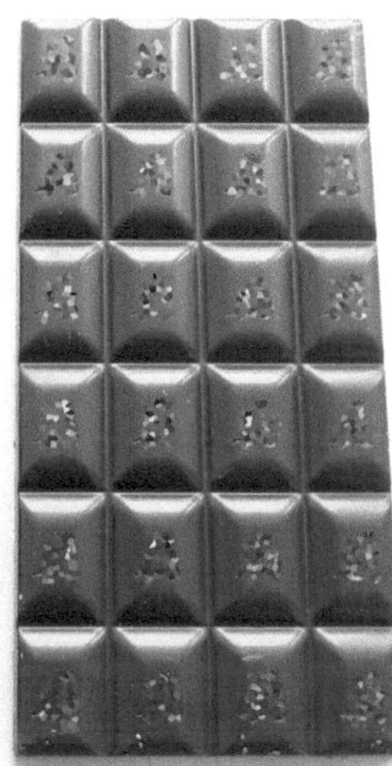

   Im Ablauf wurden die Probanden zunächst gebeten, die Augen zu schließen. Dann
wurde der Person ein Stück Schokolade auf die ausgestreckte Hand gelegt und von der
Person in den Mund geführt. Danach durften die Augen wieder geöffnet werden, und die
Person wurde gebeten, die aktuelle Zeit sekundengenau aufzuschreiben. Mit dem voll-
ständigen Zergehen des Schokoladenstücks auf der Zunge ist die erste Periode beendet
gewesen, und die Zeit sollte erneut protokolliert werden. Nach einer Pause (ggf. mit Neut-
ralisation mit Weißbrot oder Wasser) begann analog zu dem oben beschriebenen Vorgehen
die zweite Periode mit der jeweils anderen Schokoladensorte.
   Die Ergebnisse des Schokoladenversuchs sind in Tab. 5.1 dargestellt. Insgesamt haben
zwölf Probanden an dem Versuch teilgenommen.

5.4   Diskussion und Ausblick

In einem früheren Buchbeitrag (Framke 2014) wurde ein Vorschlag für eine modellhafte
klinische Studie gemacht, die sich über den Zeitraum einer Doppelstunde erstreckt hat
und mit einem erhöhten organisatorischen Aufwand verbunden war. Daher war es das
Ziel, hier nach Ideen zu suchen, die sich effizient in den organisatorischen Rahmen eines
Seminars einfügen lassen (Kriterien: geringer organisatorischer Aufwand, kein Hilfsper-
sonal notwendig, Experiment in max. 15 Minuten durchführbar). Die reine Durchführung der beiden Experimente ist bei einer Seminargruppe in 15 Minuten möglich, setzt
jedoch eine gute Vorbereitung voraus. Die inhaltliche Vorbereitung und die Besprechung
der Ergebnisse können je nach Wissensstand, inhaltlichen Schwerpunkten des Studiums

Tab. 5.1 Ergebnisse der Schokoladendegustation. Die Periode bezieht sich auf das erste bzw. zweite Schokoladenstück. Die Lutschzeiten sind in Sekunden angegeben

Teilnehmer	Sequenz	Periode 1	Periode 2
1	A – B	180*	180*
2	B – A	120*	120*
3	A – B	180*	180*
4	B – A	134	150
5	A – B	125	105
6	A – B	160	225
7	B – A	150	135
8	B – A	150	150
9	A – B	210	135
10	A – B	130	60
11	A – B	250	180
12	B – A	162	140

* Lutschzeit wurde nur auf die Minute genau erhoben

oder zeitlichen Limitationen variieren. Auf jeden Fall sollte zumindest eine Diskussion der Ziele des Experiments, des Studiendesigns (Vorteile der Randomisierung), Methoden der Verzerrungsvermeidung (z. B. Verblindung) stattgefunden haben, ebenso wie die Besprechung der Auswertungsergebnisse.

In welchem Umfang die Fallzahlplanung und statistische Aspekte der Auswertungsmethoden festzulegen sind, hängt von der jeweiligen Lehrveranstaltung ab. Auch können bei Bedarf weitere biometrische Inhalte hinzugefügt werden, beispielsweise die Thematisierung weiterer Endpunkte (multiples Testproblem) oder das Zusammenfassen der Ergebnisse mehrerer Seminargruppen (Metaanalyse).

Empfehlenswert ist es in dem Zusammenhang auch, ein kurzes Protokoll anzufertigen, in dem der geplante Versuch beschrieben wird. Dazu eignet sich Clinical Trial Outline der DFG (http://www.dfg.de/formulare/17_03/17_03_en.pdf, abgerufen 30.09.2016), wobei man sich auch nur auf das Ausfüllen der tabellarischen Zusammenfassung (Trial Synopsis) beschränken kann.

In der Vorbereitung des Versuchs sind Vorbetrachtungen zur benötigten Anzahl an Flaschen unabdingbar. Da bei dem „einfachen" Dreieckstest die Menge der Getränke nicht in einem Eins-zu-eins-Verhältnis steht, sollte das auch schon beim Kauf der Flaschen berücksichtigt werden, bei dem „klassischen" Dreieckstest steht die Menge im gleichen Verhältnis. Die Becher brauchen nicht mit 0,2 l voll befüllt werden, ein halber Becher (0,1 l) reicht in der Praxis aus. Im Moment liegt der Preis für eine 1,5 l-Flasche der Firma Coca-Cola bei ca. 1,20 Euro zuzüglich Pfand. Bei Weintestungen o. Ä. wird häufig

Weißbrot oder Toastbrot zur Geschmacksneutralisation gereicht. Dies erschien hier nicht notwendig. Auch bei der Schokoladendegustation wurde die Möglichkeit angeboten, aber wenig angenommen.

Der Dreieckstest lässt sich schnell vor Beginn eines Seminars organisieren, sodass die (vorbereiteten) Probanden sich direkt ihre Becher nehmen und starten können. Die Zeit zwischen Einschenken und Verkostung sollte gering gehalten werden, da die Getränke sonst „abgestanden" schmecken. Sofern eine vorbereitete Randomisierungsliste und beschriftete Becher vorhanden sind, lässt sich das Einschenken für zwölf Personen in weniger als fünf Minuten bewerkstelligen.

Nach dem ersten Durchlauf gab es den Hinweis eines Probanden, dass Geschmacksunterschiede bei niedrigerer Temperatur nicht so deutlich ausfallen würden. Auf eine Kühlung (Eis, Kühlschrank o. Ä.) wurde im zweiten Durchlauf verzichtet, um die gleichen Versuchsbedingungen beizubehalten. In Anbetracht der Ergebnisse stellen Versuchsläufe mit geringeren Temperaturstufen einen interessanten und sinnvollen Vorschlag dar.

Bei der Wahl der Schokolade sollte der Kakaogehalt der Sorten natürlich vergleichbar sein. Ebenso sollten die Stücke gleich groß sein, um ein Zurechtschneiden zu vermeiden. Das Finden von zwei Schokoladen aus dem günstigen und teuren Preissegment, die sowohl über die gleiche Größe (100 g) als auch über die gleiche Anzahl an Stücke verfügen, war schwieriger als gedacht. Abbildung 5.2 zeigt die beiden verwendeten Tafeln. Leider ließ sich zu den Schokoladen der Firma Lindt kein passendes Gegenstück aus dem günstigen Preissegment finden. Von daher blieb nur die Möglichkeit, auf die Zartbitterschokolade der Firma Hachez auszuweichen, die sich als Hersteller von Schokoladen im mindestens gehobenen Segment versteht. Die 100 g-Tafel enthält zwar einen im Vergleich zu dem günstigen Vergleichsprodukt etwas höheren Kakaoanteil von 55 %, lässt sich aber in 24 Stücke brechen. Als Schokoladen aus dem günstigen Preissegment kommen Zartbitterschokoladen der als Warenzeichen eingetragenen Marken *ja!* (REWE), *gut und günstig* (EDEKA), Kaufland oder *Fin Carré* (Lidl) infrage, die jeweils bei ca. 50 Cent pro 100 g-Tafel liegen und ebenfalls in 4x6 Stücke eingeteilt sind. Eine Tafel Hachez-Schokolade kostet 2.29 Euro.

Es sollte vor dem Schokoladenexperiment noch einmal darauf hingewiesen werden, dass die Erfassung der Lutschzeiten sekundengenau stattfindet. Einige Teilnehmer haben die Start- und Endzeiten leider nur minutengenau erfasst, was in Tab. 5.1 mit einem (*) gekennzeichnet wurde. Der Fehler lässt sich im Nachhinein nicht mehr beheben.

Zusammenfassend lässt sich sagen, dass die beiden Versuche eine leicht umsetzbare und mit geringen Kosten verbundene Möglichkeit schaffen, zentrale Aspekte der Versuchsplanung, -durchführung und -auswertung in die Lehre einzubeziehen. Ein weiterer Vorteil ist, dass die Versuche in recht kurzer Zeit zu bewältigen sind und die Dauer der inhaltlichen Vor- und Nachbereitung aber je nach Wissensstand oder Curriculum flexibel gehandhabt werden kann. Anhand der Versuche kann den Lernenden konkret und praktisch orientiert ein Einblick darin ermöglicht werden, dass Statistik nicht nur abstrakte Theorie ist. Anwendungen unseres Fachs erfordern konzeptionelles und logisches Denken in Verbindung mit vorausschauender Planung, genauso wie in der Umsetzung häufig

Improvisationstalent und eine ausgeprägte Problemlösungskompetenz wichtige Zutaten für die erfolgreiche Durchführung von klinischen Studien darstellen.

Danksagung/Interessenskonflikte Ich danke allen Probanden, die sich im Rahmen der Versuche freiwillig beteiligt und somit zum Gelingen beigetragen haben. Eine finanzielle Unterstützung des Projekts lag nicht vor.

Literatur

Altman DG, Bland JM (1995) Statistics notes: Absence of evidence is not evidence of absence. BMJ 311:485. doi: http://dx.doi.org/10.1136/bmj.311.7003.485

Framke T (2014) Erhöhen Youtube-Videos auch Deinen Puls? In: Rauch G, Muche R, Vonthein R (Hrsg) Zeig mir Biostatistik! Ideen und Material für einen guten Biometrie-Unterricht, Springer-Verlag, Berlin, S. 25–34

Kunert J, Lehmkuhl F, Schleppe A (1995) Ein statistisches Experiment mit Schülern auf Bevorzugung von Erfrischungsgetränken. Stochastik in der Schule 15 (3):23–42

Putt ME, Chinchilli V (2004) Nonparametric approaches to the analysis of crossover studies, Stat Sci 19(4):712–719

Senn S (2002) Cross-over trials in clinical research. 2. Aufl., Wiley, Chichester

Antonia Zapf, Cornelia Frömke und Albert Rosenberger

Zusammenfassung

Können Sie echte von unechten Zwillingen unterscheiden? Diese Frage steht am Anfang der hier vorgestellten Unterrichtseinheit zum Grundprinzip des statistischen Testens. Dieses Thema ist unverzichtbarer Bestandteil jeder Einführung in die Grundlagen der Statistik/Biometrie. Unser Ziel ist es, mit dieser Unterrichtseinheit den Teilnehmern das Thema anschaulich vorzustellen und ein grundlegendes Verständnis statistischer Tests zu vermitteln. Die vorgestellte Veranstaltung ist sowohl für eine Vorlesung als auch für ein Seminar geeignet und dauert ungefähr 60 Minuten.

Zusätzliches Lehrmaterial zur einfachen Anwendung der eingereichten Unterrichtsideen steht auf der Springer-Homepage http://www.springer.com/978-3-662-54824-0 zur Verfügung.

Die Originalversion dieses Kapitels wurde revidiert: Bitte beachten Sie das Erratum zu diesem Kapitel am Ende des Buches. Das Erratum ist online unter http://doi.org/10.1007//978-3-662-54825-7_13 verfügbar.

A. Zapf (✉)
Institut für Medizinische Statistik, Universitätsmedizin Göttingen,
Humboldtallee 32, 37073 Göttingen, Deutschland
E-Mail: antonia.zapf@med.uni-goettingen.de

C. Frömke
KKH Kaufmännische Krankenkasse,
Karl-Wiechert-Allee 61, 30625 Hannover, Deutschland
E-Mail: cornelia.froemke@kkh.de

A. Rosenberger
Institut für Genetische Epidemiologie, Universitätsmedizin Göttingen,
Humboldtallee 32, 37073 Göttingen, Deutschland
E-Mail: arosenb@gwdg.de

© Springer-Verlag GmbH Deutschland 2017
R. Vonthein et al., *Zeig mir mehr Biostatistik!*,
https://doi.org/10.1007/978-3-662-54825-7_6

Im Mittelpunkt der Veranstaltung führen die Studierenden ein Experiment durch, welches wenig Zeit kostet und keine besonderen technischen Hilfsmittel erfordert. Den Studierenden werden Fotos mit jeweils zwei Menschen gezeigt, die entweder ein- oder zweieiige Zwillinge sind oder sich zwar sehr ähnlich sehen, aber nicht miteinander verwandt sind (sogenannte Doppelgänger). Jeder Studierende muss für jedes Bild entscheiden, ob die zwei fotografierten Personen echte Zwillinge oder Doppelgänger sind. Am Ende wird die Lösung gegeben, und jeder zählt die richtig zugeordneten Fotos. Dann stellt sich die Frage, wie gut der Studierende zwischen Zwillingen und Doppelgängern entscheiden kann im Vergleich zu einem Ergebnis, welches auf Münzwürfen basiert (z. B. Kopf/Zahl = echte/unechte Zwillinge). Um zu überprüfen, ob man besser ist als der Zufall, d. h. besser als wenn man zur Entscheidung eine Münze geworfen hätte, führen wir dann einen statistischen Test durch. Hierfür verwenden wir den einseitigen Binomialtest und erklären anhand des Beispiels den kompletten Ablauf eines Experiments von der Formulierung der Fragestellung bis zur Interpretation der Ergebnisse.

Ziel der Veranstaltung ist, dass die Studierenden 1) den Ablauf eines Experimentes wiedergeben, 2) einen statistischen Test durchführen, 3) die zugehörigen Begriffe (Signifikanzniveau, Teststatistik, Ablehnungsbereich und p-Wert) erklären und 4) die Ergebnisse des statistischen Tests interpretieren können.

6.1   Einleitung

Sehen Sie sich Abb. 6.1 an. Entscheiden Sie für sich, ob die beiden Personen leibliche (echte) Zwillinge oder nichtverwandte Doppelgänger (unechte Zwillinge) sind. Sie werden vermutlich die Gesichter genau studieren, die Augenpartien, Münder usw. vergleichen, um sich Ihre Meinung zu bilden und zu einer Entscheidung zu kommen. Sie werden sich vielleicht auch fragen, mit welcher Treffsicherheit Sie generell in der Lage sind, echte von unechten Zwillingen zu unterschieden. Möglicherweise werden Sie auch annehmen, dass bei einer zufälligen Entscheidung die Trefferquote 50 % wäre.

Dieses einfache Experiment ist sehr hilfreich, um anschaulich das Grundprinzip des statistischen Testens im Allgemeinen und des Binomialtests im Besonderen darzulegen. Statistisches Testen sollte in jeder einführenden Veranstaltung der Statistik oder der Biometrie enthalten sein, und das hier gewählte Beispiel ist unabhängig von einer Fachdisziplin, sehr illustrativ, für die Studierenden kurzweilig und bietet viel Raum, um gemeinsam die Lehrinhalte zu erarbeiten.

Die beiden Frauen in Abb. 6.1 sind übrigens echte Zwillinge.

Es ist bekannt, dass die Art des Unterrichtens den Lernerfolg maßgeblich beeinflusst und insbesondere die aktive Teilnahme der Studierenden ein wichtiger Faktor ist (s. z. B. Harden und Laidlaw 2013; Jaques 2003). Des Weiteren nimmt bereits nach 15 Minuten Frontalunterricht die Aufmerksamkeit kontinuierlich ab (Stuart und Rutherford 1978); somit sollten die Studierenden ungefähr alle 15 Minuten selbst aktiv werden.

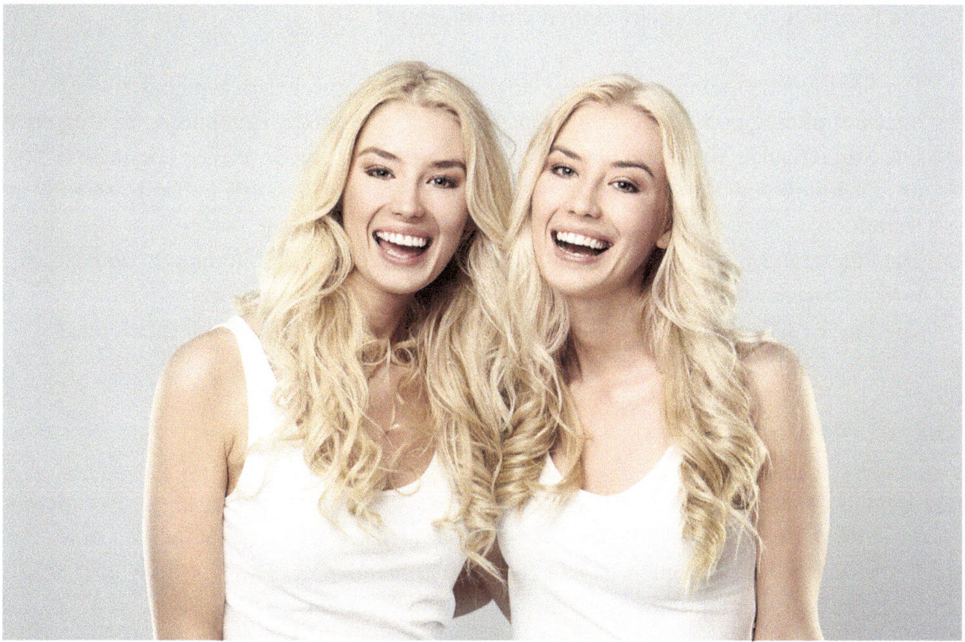

Abb. 6.1 Beispielbild aus dem Zwillingsexperiment (© gpointstudio/Fotolia.com)

Die Studenten selbst bewerten eine eigene aktive Beteiligung auch als sehr positiv. Diese didaktischen Grundprinzipien gelten für Vorlesungen genauso wie für den Kleingruppenunterricht. Viele Aktivierungsmethoden eigenen sich jedoch nur für große oder für kleine Gruppen.

Die hier vorgestellte Unterrichtseinheit zum Grundprinzip des statistischen Testens ist sehr breit einsetzbar (in kleinen und großen Gruppen) und dauert etwa 60 Minuten. Sie basiert auf Fotos, auf denen entweder gleiche oder sich nur sehr ähnelnde Lebewesen, Objekte oder Sachverhalte abgebildet sind. Die Studierenden betrachten diese Fotos und müssen bei jedem Foto entscheiden, ob es sich um „Gleichheit" oder „Ähnlichkeit" handelt. Als Thema der Fotos bieten sich Fachinhalte der Studierenden an. So wären in medizinischen Studiengängen Krankheitsbilder und in den Agrarwissenschaften Schadbilder von gleichen bzw. nur ähnlichen, aber nicht gleichen Erregern denkbar. Für diesen Buchbeitrag wurde zur Veranschaulichung das Beispiel der echten Zwillinge und Doppelgänger ausgewählt. Geeignete Fotografien von unechten Zwillingen können im Rahmen des Projekts „I'm not a look-alike!" des kanadischen Fotografen François Brunelle angesehen werden (Brunelle 2016).

Für die hier vorgestellte Unterrichtseinheit wird des Weiteren ein Computer mit Beamer und eine Tafel (oder Whiteboard, Overhead Projektor o. Ä.) benötigt. Die Studierenden sollen die Fotos bewerten und können ihre Entscheidungen auf einen Zettel schreiben, oder es kann ein Handout ausgeteilt werden (s. Anhang).

Die Lernziele der Unterrichtseinheit sind folgende:

- Die Studierenden können den Regelablauf eines wissenschaftlichen Experiments, von der Formulierung der Fragestellung bis zur Interpretation der Ergebnisse, wiedergeben.
- Die Studierenden verstehen das Prinzip eines statistischen Tests. Sie können die Testentscheidung sowohl anhand des Ablehnungsbereichs als auch anhand des p-Werts treffen.
- Die Studierenden können die zugehörigen Begriffe Null- und Alternativhypothese, Signifikanzniveau, Teststatistik, Ablehnungsbereich und p-Wert erklären.
- Die Studierenden können die Ergebnisse eines statistischen Tests interpretieren.

6.2 Methodik

Zu Beginn der Unterrichtseinheit wird die Idee des Experiments mit einem Beispielbild vorgestellt. Anschließend wird den Studierenden der prinzipielle Regelablauf eines einfachen Experiments präsentiert (s. Abb. 6.2). Im Folgenden wird nun dieser Ablauf Schritt für Schritt erklärt und mithilfe des Beispiels veranschaulicht.

6.2.1 Fragestellung und Hypothese formulieren

Der Ablauf des Experiments wird den Studierenden vorgestellt: Es werden elf Fotos mit je zwei Personen gezeigt. Dabei handelt es sich entweder um ein echtes (ein- oder zweieiiges) Zwillingspärchen oder um unechte Zwillinge (nicht verwandte Doppelgänger). Die Studierenden sollen zu jedem Foto ihre Entscheidung (echt oder unecht) notieren und nach der Auflösung die Anzahl korrekter Zuordnungen (Entscheidungen) zählen. Bevor das Experiment beginnt, werden die Studierenden nach ihren Erwartungen bezüglich der

Abb. 6.2 Übersicht über den Gesamtablauf eines Experiments

Gesamtablauf eines Experiments

1. Fragestellung und Hypothesen formulieren
2. Signifikanzniveau α festlegen
3. Daten sammeln
4. Teststatistik berechnen bzw. p-Wert bestimmen
5. Testentscheidung
6. Interpretation der Ergebnisse

Ergebnisse des Experiments gefragt. Im Rahmen dieser Diskussion werden das *best case*-Szenario (elf richtige Zuordnungen) und das *worst case*-Szenario (elf falsche Zuordnungen) definiert. Weiterhin wird erörtert, was man erwarten würde, wenn man rein zufällig (z. B. mithilfe eines Münzwurfs) entscheiden würde; dies wären bei elf Fotos fünf oder sechs richtige Zuordnungen.

Aus dieser Diskussion lässt sich nun für jeden Studierenden recht einfach die wissenschaftliche Fragestellung ableiten: „Kann ich echte von unechten Zwillingen besser als der Zufall unterscheiden?". Im nächsten Schritt werden – gemeinsam mit den Studierenden – die Null- und Alternativhypothese formuliert. Bei der Übersetzung der Fragestellung in eine statistische Hypothese sollte auf verschiedene Aspekte des statistischen Testens eingegangen werden. So sollte erklärt werden, dass Hypothesen einseitig oder zweiseitig formuliert werden können (hier soll Überlegenheit gegenüber dem Zufall gezeigt werden, es wäre aber auch denkbar, dass allgemein ein Unterschied gezeigt werden soll). Weiterhin sollte betont werden, dass das, was gezeigt werden soll, in der Alternativhypothese formuliert wird und es das Ziel ist, die Nullhypothese zu widerlegen. Auch ist darauf hinzuweisen, dass die Hypothesen über die wahren Parameter und nicht über die Schätzer definiert werden. Die Hypothesen werden den Studierenden sowohl in Text als auch in Formelschreibweise konkret für das Beispiel präsentiert (H_0: $\pi \leq 50\,\%$ vs. H_1: $\pi > 50\,\%$, dabei ist π der wahre Anteil der richtigen Zuordnungen).

6.2.2 Signifikanzniveau festlegen

In diesem Abschnitt werden anhand einer Vierfeldertafel die Fehler 1. und 2. Art erklärt und die Bedeutung der Hypothesen wiederholt (s. Tab. 6.1). Es wird insbesondere verdeutlicht, dass der Fehler 1. Art die maximale Wahrscheinlichkeit ist, die Nullhypothese fälschlicherweise abzulehnen. Daraufhin kann mit den Studierenden diskutiert werden, welche Wahrscheinlichkeit sie akzeptieren würden. Dabei wird erklärt, dass in der Humanmedizin

Tab. 6.1 Vierfeldertafel zur Erklärung der möglichen Ergebnisse des Zwillingsexperimentes

		statistischer Test	
		man kann **nicht** besser als mit Münzwurf unterscheiden	man kann besser als mit Münzwurf unterscheiden
unbekannte Wahrheit	man kann **nicht** besser als mit Münzwurf unterscheiden	richtig	Fehler 1. Art, α
	man kann besser als mit Münzwurf unterscheiden	Fehler 2. Art, β	richtig

für zweiseitiges Testen ein Fehler 1. Art von 5 % üblich ist, dass er aber kontextabhängig größer oder kleiner gewählt werden kann. Da wir hier einseitig testen, verwenden wir den einseitigen Fehler 1. Art von 2,5 %. Die Studierenden sollten auf jeden Fall darauf hingewiesen werden, dass die Fehlerwahrscheinlichkeit vor der Durchführung des Experimentes schriftlich festgelegt werden muss. Ohne das Thema zu vertiefen, kann erklärt werden, dass der Fehler 2. Art nur durch die Größe der Stichprobe beeinflusst werden kann und entsprechend bei der Fallzahlplanung im Allgemeinen auf 20 % festgelegt wird.

6.2.3 Daten sammeln

Nun wird das eigentliche Experiment durchgeführt. Dabei ist es wichtig zu verdeutlichen, dass jeder Studierende sein eigenes Experiment durchführt. Die elf Bilder werden nacheinander gezeigt und von den Studierenden bewertet. Am Ende wird die Lösung – wie beispielsweise im tabellarischen Aufbau auf dem Handout (s. Anhang) – gezeigt.

Anschließend können die Ergebnisse der einzelnen Experimente (Studierenden) abgefragt und visualisiert werden. Bei Kleingruppen kann das Abfragen per Handzeichen erfolgen und die Visualisierung als Strichliste an der Tafel. Bei großen Gruppen ist das Abfragen zugleich die Visualisierung. Dafür sollen sich die Studierenden bei der Abfrage im Raum umschauen. Bei elf richtigen Entscheidungen werden wohl nur einzelne Hände oben sein, bei sieben z. B. wesentlich mehr.

Erneut kann mit den Studierenden diskutiert werden, wie die Ergebnisse zu interpretieren sind. Ist man schon mit sieben Richtigen besser als der Zufall oder erst ab zehn Richtigen? Unsere Erfahrung zeigt, dass die Studierenden selbst auf die Idee einer vorgegebenen Grenze pro oder contra die Nullhypothese kommen und dass diese Grenze direkt von der Fehlentscheidung abhängt. Schließlich wird noch einmal die grundlegende Idee des statistischen Tests für das durchgeführte Experiment zusammengefasst: Es wird getestet, ob der beobachtete Unterschied zwischen dem individuell erzielten und dem bei Münzwürfen erwarteten Ergebnis von 5,5 richtigen Entscheidungen zufällig oder systematisch ist.

6.2.4 Teststatistik berechnen bzw. *p*-Wert bestimmen

Die Studierenden haben zu diesem Zeitpunkt die Teststatistik (die Anzahl der richtigen Bewertungen) bereits berechnet. Es bleibt somit zu erklären, dass die Teststatistik eine Maßzahl für die Zusammenfassung der Ergebnisse des Experimentes ist. Leider ist die Berechnung der Teststatistik nicht immer so einfach wie in diesem Fall: Es gibt viele verschiedene statistische Tests und zugehörige Teststatistiken, und die Wahl hängt von den Daten und der Fragestellung ab. In dem hier durchgeführten Experiment wird eine beobachtete Häufigkeit mit einer erwarteten Häufigkeit verglichen, weshalb ein Ein-Stichproben-Binomialtest adäquat ist.

Anschließend wird ein Histogramm einer Binomialverteilung für elf Versuche mit einer Erfolgswahrscheinlichkeit von 50 % (entsprechend der Nullhypothese) entwickelt. Die allgemeine Formel für die Berechnung dieser Wahrscheinlichkeiten kann angegeben und exemplarisch mit den Studierenden für z. B. zwei richtige Zuordnungen ($p = 2{,}7\ \%$) berechnet werden. Für jede mögliche Anzahl Erfolge sollte anschließend die Wahrscheinlichkeit präsentiert werden (s. Abb. 6.3a).

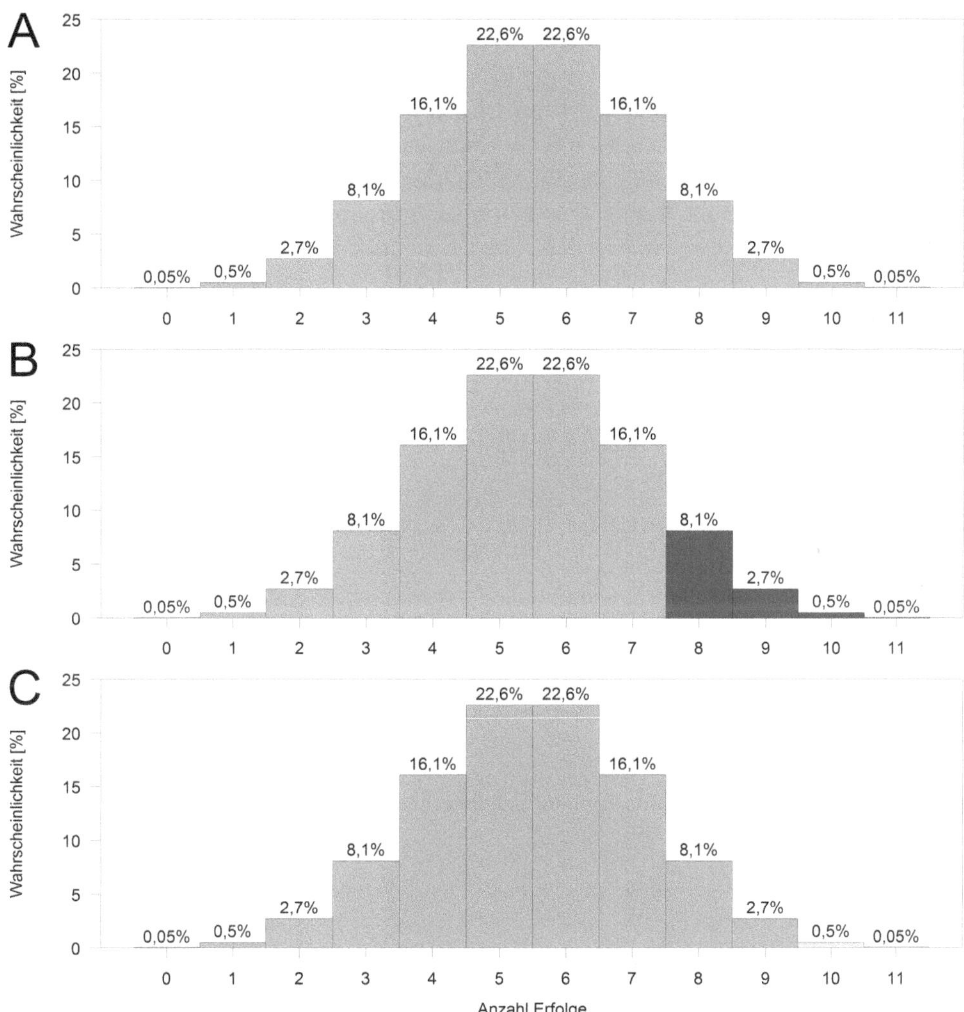

Abb. 6.3 (erstellt mit R, R Core Team (2016)), **a–c**: Histogramm der Binomialverteilung für elf Versuche und eine Erfolgswahrscheinlichkeit von 50 % (mit Angabe der Wahrscheinlichkeit für die einzelne Anzahl Erfolge), **b** mit dunkler Schattierung der Wahrscheinlichkeit für acht oder mehr Richtige, **c** mit heller Schattierung des Ablehnungsbereiches (mit Wahrscheinlichkeit kleiner α)

Es folgt der Kernpunkt der Unterrichtseinheit: Wenn die Nullhypothese wahr ist, dann ist der Anteil richtiger Zuordnungen 50 %, also 5,5 Richtige. Wie groß ist vor diesem Hintergrund die Wahrscheinlichkeit, die beobachtete Teststatistik T = 8 oder eine noch größere zu beobachten? Hier sollte man allen Studierenden Zeit lassen, selbst auf die Lösung zu kommen. Daher ist unsere Empfehlung, mit Murmelgruppen zu arbeiten: Die Studierenden bekommen zwei bis drei Minuten Zeit, um sich mit den Sitznachbarn auszutauschen. Aus den Rückmeldungen wird nun die Idee des Ablehnungsbereiches bzw. des p-Werts entwickelt.

Es sollte klargemacht werden, dass der p-Wert die Wahrscheinlichkeit für das beobachtete oder ein noch extremeres Ergebnis des Experiments unter der Annahme der Nullhypothese ist. Für $T = 8$ ist der p-Wert also 11,3 % (s. Abb. 6.3b).

Zum Schluss wird der Ablehnungsbereich erklärt. Dabei handelt es sich um den Bereich, der maximal die Wahrscheinlichkeit α hat. In unserem Beispiel besteht der Ablehnungsbereich also aus den zehn und elf richtigen Zuordnungen, da die Wahrscheinlichkeit hier insgesamt 0,55 % beträgt, während bei Hinzunahme von neun Richtigen die Wahrscheinlichkeit bereits 3,25 % ist und dies den zulässigen Fehler 1. Art von maximal 2,5 % überschreitet (s. Abb. 6.3c). Als kritischer Wert T_{krit} wird der letzte mögliche Wert unterhalb des Ablehnungsbereichs bezeichnet, im Beispiel wäre also $T_{krit} = 9$.

6.2.5 Testentscheidung

Um die Testentscheidung treffen zu können, geben wir den Studierenden zwei einfache Regeln an die Hand:

- Regel 1: $T > T_{krit}$:
  Wenn T größer ist als der kritische Wert und damit im Ablehnungsbereich liegt, kann die Nullhypothese abgelehnt werden.
- Regel 2: $p < \alpha$:
  Wenn der p-Wert kleiner α ist, kann die Nullhypothese abgelehnt werden.

Beide Regeln führen per Definition zu derselben Testentscheidung.

Tab. 6.2 Ergebnisse für alle möglichen Ergebnisse des Experimentes

T	0	1	2	3	4	5	6	7	8	9	10	11
p-Wert in%	100	99,9	99,4	96,7	88,7	72,6	50,0	27,4	11,3	3,3	0,6	0,1
H_0 ablehnen	nein										ja	

Abb. 6.4 Beispielformulierungen für die Interpretation von Ergebnissen

Interpretation der Ergebnisse

für Teststatistiken von T = 0 bis T = 9

• Die Nullhypothese kann nicht abgelehnt werden.

• Der Anteil der richtigen Zuordnungen ist zu einem einseitigen Fehler 1. Art von 2,5 % nicht statistisch signifikant größer als 50 %.

für Teststatistiken T = 10 und T = 11

• Die Nullhypothese wird abgelehnt.

• Zu einem einseitigen Fehler 1. Art von 2,5 % ist der Anteil der richtigen Zuordnungen statistisch signifikant größer als 50 %.

Nun sollen die Studierenden für ihr eigenes Ergebnis den p-Wert berechnen und eine Testentscheidung fällen. Hierfür bieten sich wieder Murmelgruppen an, damit Studierende, die noch Schwierigkeiten haben, ihre Nachbarn fragen können. Anschließend wird die Lösung auf einer Folie präsentiert (s. Tab. 6.2).

6.2.6   Interpretation der Ergebnisse

Die Studierenden müssen verstehen, dass die Testentscheidung noch keine Interpretation der Ergebnisse darstellt. In einer Interpretation sollen neben der Testentscheidung, die Nullhypothese (und damit die Fragestellung) und das Signifikanzniveau genannt werden. Die Interpretation sollte ferner in allgemein verständlicher Sprache formuliert sein. Wichtig ist auch, dass es nicht die eine richtige Interpretation, sondern verschiedene Möglichkeiten gibt, wie es sich aus der Diskussion unter den Studierenden meist schon gezeigt hat. Eine Beispielinterpretation sollte auch auf die Folien geschrieben werden (s. beispielsweise Abb. 6.4).

Am Ende der Unterrichtseinheit werden die behandelten Inhalte zusammengefasst. Dabei empfehlen wir, zunächst die Studierenden um eine Zusammenfassung zu bitten und nur ggf. zu korrigieren bzw. zu ergänzen. Auch ist es möglich, die Studierenden selbst Klausuraufgaben überlegen zu lassen.

6.3   Diskussion und Ausblick

Gerade bei Studierenden aus den angewandten Studienfächern ist eine eher formal gehaltene Einführung in das statistische Testen nicht zielführend. Die hier vorgestellte Unterrichtseinheit vermittelt das Grundprinzip des statistischen Testens anhand eines einfach durchzuführenden Zwillings-Experiments sehr anschaulich. Bei dem dargestellten

Konzept wird großer Wert auf eine rege Interaktion zwischen Studierenden und Lehrenden gelegt. Durch die Interaktion wird eine Basis für ein intuitives Verständnis für das Grundprinzip eines statistischen Tests geschaffen.

Die Veranstaltung ist sowohl im Rahmen einer Vorlesung als auch eines Seminars anwendbar (also in kleinen und großen Gruppen), und sie ist unabhängig von dem Kontext der Fachdisziplin.

Anhang

Folgende elektronische Materialien zu diesem Beitrag finden Sie online:

- Anhang 1 (Präsentation),
- Anhang 2 (Handout).

Literatur

Brunelle F (2016) I'm not a look-alike! http://www.francoisbrunelle.com/web/francois_brunelle-index.html (letzter Zugriff: 28 Sept. 16)

Harden RM, Laidlaw JM (2013) Be FAIR to students: Four principles that lead to more effective learning. Med Teach 35(1):27–31

Jaques D (2003) ABC of learning and teaching in medicine – Teaching small groups. BMJ 326(7387):492–494

R Core Team (2016) R: A language and environment for statistical computing. R Foundation for Statistical Computing, Vienna, Austria. http://www.R-project.org/

Stuart J, Rutherford RJ (1978) Medical student concentration during lectures. Lancet 2(8088):514–516

Bernhard Haller

Zusammenfassung

In vielen wissenschaftlichen Arbeiten in der Medizin, aber auch in anderen Forschungs-
gebieten, spielen statistische Tests zur Überprüfung von Hypothesen eine wichtige
Rolle. Die entsprechende Testentscheidung erfolgt in der Regel anhand des p-Wertes
des statistischen Tests, dessen Berechnung auf der Verteilung der Teststatistik unter der
Nullhypothese basiert. Trotz der häufigen Anwendung dieser Konzepte und der viel-
fachen Präsentation von statistischen Tests und p-Werten in Publikationen, ist vielen
Anwendern die genaue Definition und folglich die korrekte Interpretation des p-Wertes
nicht bekannt. So werden in mehreren wissenschaftlichen Publikationen häufige Fehl-
interpretationen des p-Wertes und Konsequenzen bzgl. der Interpretation der Ergebnisse wissenschaftlicher Studien beschrieben (s. z. B. Goodman 2008; Cohen 1994).

Im Folgenden wird eine Übung beschrieben, mit der den Studierenden in einer Lehrveranstaltung die Konzepte „Verteilung der Teststatistik unter der Nullhypothese"
und „p-Wert" anschaulich anhand einer konkreten Fragestellung erläutert und illustriert werden sollen. Dabei wird für ein einfaches Beispiel einer klinischen Studie die
Verteilung der Teststatistik unter der Nullhypothese durch ein Münzwurfexperiment

Zusätzliches Lehrmaterial zur einfachen Anwendung der eingereichten Unterrichtsideen steht auf
der Springer-Homepage http://www.springer.com/978-3-662-54824-0 zur Verfügung.

B. Haller (✉)
Institut für Medizinische Statistik und Epidemiologie,
Klinikum rechts der Isar der Technischen Universität München,
81675 München, Deutschland

simuliert. Die Studierenden sind dabei aktiv durch das wiederholte Werfen einer Münze in die Simulation einbezogen. Die Ziele dieser Übung umfassen die folgenden Punkte:

- Anwenden und Verstehen des Konzepts „Verteilung der Teststatistik unter der Nullhypothese",
- Ableiten des p-Wertes aus dieser Verteilung und Verstehen der Definition,
- Erlernen und Verstehen möglicher Fehlentscheidungen bei Durchführung eines statistischen Tests anhand eines konkreten Beispiels.

7.1 Einleitung

Die beschriebene Übung wurde bereits in verschiedenen Lehrveranstaltungen zur Biometrie oder Statistik, die vom Institut für Medizinische Statistik und Epidemiologie an der Medizinischen Fakultät der Technischen Universität München angeboten werden, abgehalten. Die Veranstaltungen richteten sich an Studierende der Humanmedizin (im regulären Curriculum) oder an Naturwissenschaftler (z. B. Biologen, Chemiker usw.) im Rahmen eines strukturierten PhD-Programms. Die meisten Teilnehmenden hatten zu Beginn der Veranstaltung keine oder wenige Vorkenntnisse im Bereich der Statistik.

Konkret wurde die Einheit bislang in folgenden Kursen durchgeführt:

- Vorlesung Biometrie: Studierende der Humanmedizin, 3. oder 4. klinisches Semester (entspricht 7. oder 8. Semester), Pflichtveranstaltung,
- Seminar Biometrie: Studierende der Humanmedizin, 3. oder 4. klinisches Semester (entspricht 7. oder 8. Semester), Pflichtveranstaltung, 20 Teilnehmer pro Seminargruppe,
- Statistik für PhD-Studenten: naturwissenschaftlicher Hintergrund, Wahlfach, ca. 15 Teilnehmer.

Die Übung kann im Rahmen eines Seminars oder einer Vorlesung abgehalten werden und dauert, je nach Umfang der Erläuterungen, der bereits bekannten Inhalte und der Anzahl der anwesenden Studierenden (und der damit verbundenen Anzahl an nötigen Wiederholungen der Münzwürfe), ca. zwischen 45 und 90 Minuten. Besonders etabliert hat sich die Einheit im Sinne einer „praktischen Übung" als Diskussionsgrundlage und zur Vertiefung des Verständnisses im Rahmen einer Seminarveranstaltung, die ergänzend zu einer Vorlesung, in der theoretische und mathematische Grundlagen unterrichtet werden, abgehalten wird.

Benötigt werden für die Übung ein Computer oder Laptop mit Beamer, von dem die Folien (s. online verfügbare elektronische Materialien im Anhang) gezeigt werden können, um in das Beispiel einzuführen und die wichtigsten Konzepte (z. B. Fehler 1. Art und Fehler 2. Art) zu erläutern. Zudem wird eine Software benötigt, mit der die von den Studierenden beobachteten Ergebnisse der wiederholten Münzwürfe gespeichert und illustriert werden können. Hierfür wurde in den bisherigen Durchführungen eine Microsoft Excel-Datei verwendet, die auch online zur Verfügung steht. Ein Screenshot der wichtigsten Aspekte dieser Datei, eine Tabelle zum Eintragen der beobachteten Ergebnisse sowie

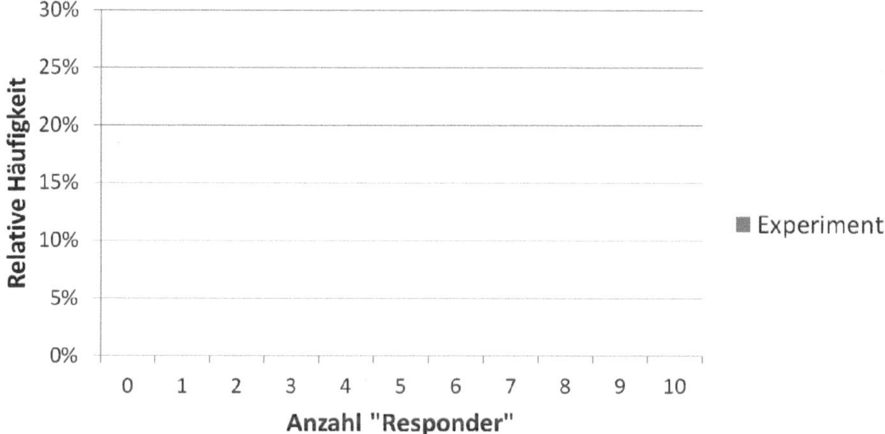

Responder	D1	D2	D3	D4	D5	D6	D7	D8	D9	D10	Abs. Häufigk.	Rel. Häufigk.
0											0	#DIV/0!
1											0	#DIV/0!
2											0	#DIV/0!
3											0	#DIV/0!
4											0	#DIV/0!
5											0	#DIV/0!
6											0	#DIV/0!
7											0	#DIV/0!
8											0	#DIV/0!
9											0	#DIV/0!
10											0	#DIV/0!
Σ	0	0	0	0	0	0	0	0	0	0	0	#DIV/0!

Abb. 7.1 Excel-Datei zum Eintragen der beobachteten Ergebnisse der Münzwürfe für bis zu zehn Durchgänge D1-D10 (oben) und Vorlage zur Erstellung der beobachteten Häufigkeitsverteilung (unten)

eine Vorlage für eine Grafik zur Illustration der beobachteten Häufigkeitsverteilung, ist in Abb. 7.1 dargestellt. Die Bedienung wird in Abschn. 7.3 anhand einer Beispielanwendung aufgezeigt. Für jeden Studierenden wird darüber hinaus eine faire Münze benötigt.

7.2 Methodik

7.2.1 Eine fiktive klinische Phase II-Studie

Obwohl der p-Wert bei der Analyse klinischer Studiendaten und folglich in der medizinischen Fachliteratur weitverbreitet ist, ist das Verständnis bzgl. Definition, Aussagekraft und Limitationen des p-Wertes bei vielen klinischen Forschern und weiteren Anwendern nicht ausreichend gegeben. Im hier vorgestellten Lehrmaterial soll in einem sehr einfachen Setting, nämlich einer kleinen fiktiven einarmigen Phase II-Studie (s. z. B. Schumacher und Schulgen 2008), das Konzept der Verteilung der Teststatistik unter der Nullhypothese und folglich des p-Wertes basierend auf einer „Simulation", die von den Studierenden selbst durchgeführt wird, illustriert werden. Dazu wird ein einfacher statistischer Test, der einseitige Binomialtest (s. z. B. Fahrmeir et al. 2007), zur Überprüfung einer klinischen Fragestellung durchgeführt. Es soll überprüft werden, ob die Erfolgswahrscheinlichkeit einer neuen Brustkrebstherapie, ermittelt anhand des Anteils der Therapieansprecher (= Responder: Patientinnen mit vollständigem oder partiellem Response), größer ist als die unter einer fiktiven Standardtherapie erwarteten 50 %:

- H_0: P(„Therapieansprechen") $\leq$ 50 %,
- H_1: P(„Therapieansprechen") > 50 %.

Ausgehend von einer kleinen Stichprobe von zehn fiktiven Patientinnen, in der bei sieben der zehn Patientinnen ein Therapieansprechen beobachtet wurde, soll beurteilt werden, ob die Nullhypothese bei einem Signifikanzniveau von α = 5 % abgelehnt werden kann. Dazu sollen die Studierenden anhand wiederholter Würfe einer fairen Münze die Verteilung der Anzahl der Erfolge in einer Stichprobe der Größe zehn am Rand der Nullhypothese (P(„Therapieansprechen") = 50 %) simulieren und daraus den p-Wert des exakten einseitigen Binomialtests ableiten.

Das Szenario und die Fragestellung sind in Abb. 7.2 dargestellt. Diese Abbildung steht zusammen mit weiteren einführenden Folien auch online zur Verfügung (s. Anhang). Die

Statistischer Test – Ein fiktives Beispiel

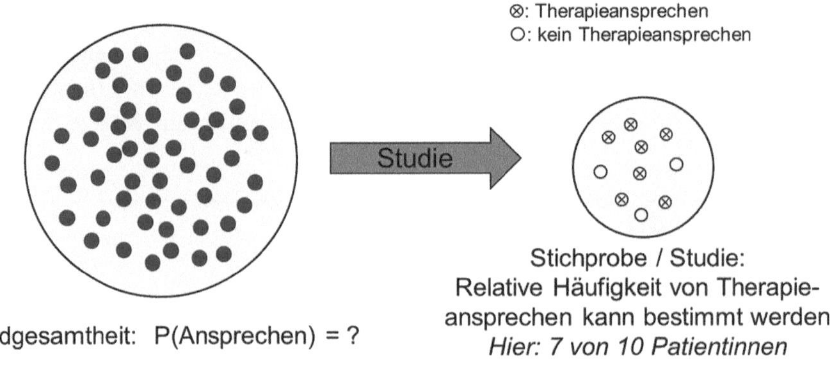

Abb. 7.2 Folie zur Illustration des Szenarios

Situation in der Grundgesamtheit ist dabei unbekannt, lediglich das Ergebnis der Patientinnen in der Stichprobe kann beobachtet werden. Darauf basierend soll nun eine Testentscheidung gefällt werden.

7.2.2 Illustration von Fehler 1. Art und Fehler 2. Art

Um die Intention und das Prinzip eines statistischen Tests bei der Entscheidungshilfe zu erläutern, wird den Studierenden anschließend anhand der konkreten Fragestellung das Konzept von Fehler 1. Art und Fehler 2. Art aufgezeigt. Dazu werden die beiden Möglichkeiten in der Grundgesamtheit dargestellt und jeweils entsprechende Stichproben, die zu einer Fehlentscheidung im statistischen Test führen, abgebildet:

Fehler 1. Art: H_0 trifft zu, d. h., die Wahrscheinlichkeit für einen Erfolg mit der neuen Therapie ist in der Grundgesamtheit kleiner oder gleich 50 %, die Daten in der Stichprobe sprechen aber gegen H_0 (s. Abb. 7.3).

Fehler 2. Art: H_1 trifft zu, d. h., die Wahrscheinlichkeit für einen Erfolg mit der neuen Therapie ist in der Grundgesamtheit größer als 50 %, die Daten in der Stichprobe sprechen aber nicht gegen H_0 (s. Abb. 7.4).

Im Anschluss wird mit den Studierenden diskutiert und erarbeitet, wie man ein Entscheidungskriterium definieren kann, bei dem eine vorgegebene Wahrscheinlichkeit für den Fehler 1. Art eingehalten wird. Man kommt zu dem Punkt, dass die Verteilung der

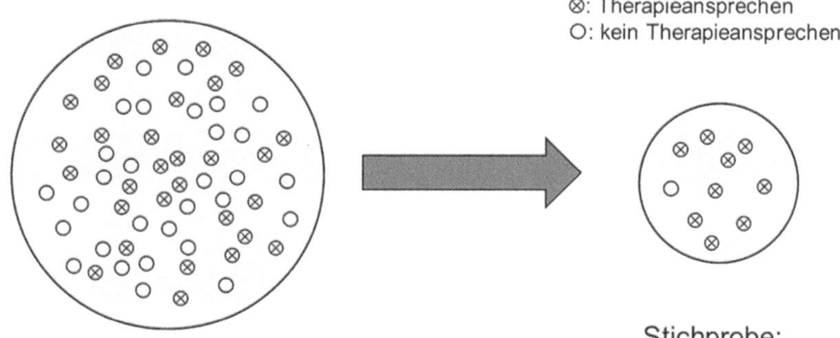

Abb. 7.3 Folie zur Illustration des Fehlers 1. Art

Testen – mögliche Fehlentscheidungen

Fehler 2. Art:

H_1 ist wahr, aber H_0 wird nicht abgelehnt

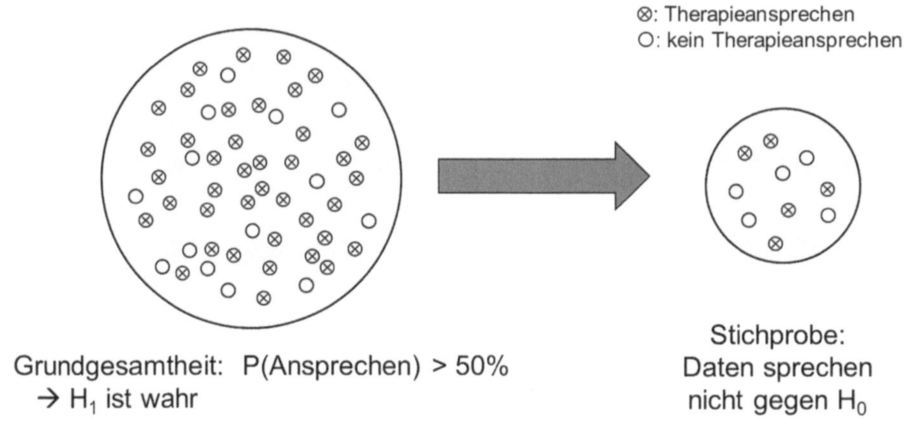

Abb. 7.4 Folie zur Illustration des Fehlers 2. Art

Teststatistik – in diesem einfachen Fall die Verteilung der Anzahl der Therapieansprecher – für die Entscheidung maßgeblich ist. Es soll also bewertet werden, wie wahrscheinlich es ist, das beobachtete Ergebnis (hier: sieben Responder bei zehn Patientinnen) oder ein Ergebnis, das noch stärker für die Alternativhypothese spricht (hier: acht, neun oder zehn Responder), zu beobachten, wenn tatsächlich die Nullhypothese zutrifft.

7.2.3 Simulation der Verteilung unter der Nullhypothese

In dem hier gewählten Szenario lässt sich die Verteilung der Anzahl der Erfolge unter der Nullhypothese (genau genommen am Rand der Nullhypothese mit einer Erfolgswahrscheinlichkeit von 50 %) mit einem einfachen Experiment simulieren – einem fairen Münzwurf. Die Studierenden sollen nun wiederholt eine Münze werfen, um die Ergebnisse verschiedener Studien, bei denen eine Wahrscheinlichkeit für ein Therapieansprechen von genau 50 % vorliegt, zu generieren. Jede(r) Studierende soll dabei den Münzwurf zehnmal wiederholen und die Anzahl der beobachteten „Therapieerfolge" dokumentieren. Wichtig ist dabei, vorab genau festzulegen, welche Seite als Erfolg gewertet und entsprechend gezählt werden soll, um Verzerrungen bei der Dokumentation (z. B. häufiger beobachtete Seite wird berichtet) zu vermeiden (s. Abb. 7.5). Bei einer geringen Anzahl an Teilnehmenden sollte das Experiment mehrfach wiederholt werden, um eine angemessene Anzahl an unabhängigen „Studien" zu erhalten. Die Ergebnisse der einzelnen Münzwurfexperimente können in das vorbereitete und online verfügbare Excel-Arbeitsblatt eingetragen

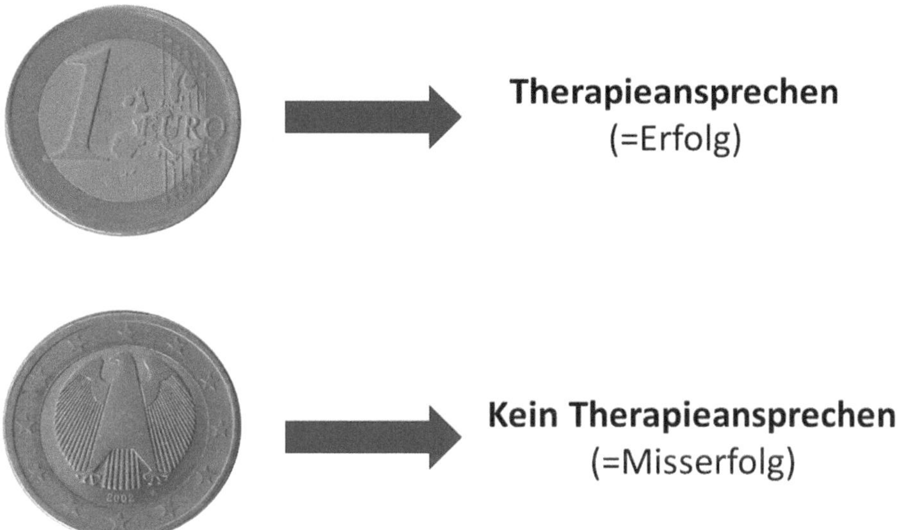

Abb. 7.5 Benötigte Materialien: eine faire Münze für jeden Studierenden. Wichtig ist die Festlegung, welche Seite einen Therapieerfolg darstellt und somit gezählt werden soll

werden (s. Anhang), in dem nach jedem Durchgang automatisiert die aktuelle Verteilung der Anzahl der Erfolge tabellarisch und grafisch dargestellt wird. Die genaue Bedienung ist in der folgenden fiktiven Beispielanwendung (Abschn. 7.3) erläutert.

7.3   Beispielanwendung

7.3.1   Beschreibung des Vorgehens

Im Folgenden ist beispielhaft eine (mit der Statistiksoftware R simulierte) Anwendung des Münzwurfexperiments dargestellt. Angenommen wird die Anwendung in einem Seminar mit 20 Teilnehmenden. Nach der Einführung in das Studienbeispiel und der Erläuterung und Diskussion der theoretischen Inhalte anhand der Folien werden die Studierenden aufgefordert, die Verteilung der Anzahl der Patientinnen mit Therapieansprechen in einer Stichprobe von zehn Patientinnen am Rand der Nullhypothese, d. h., wenn die tatsächliche Wahrscheinlichkeit für ein Therapieansprechen 50 % beträgt, zu simulieren. Dies soll durch wiederholte Münzwürfe der Studierenden erfolgen. Jeder Studierende soll pro Durchgang eine faire Münze zehnmal werfen und die Anzahl der beobachteten Therapieerfolge (also die Anzahl der Würfe mit dem Ergebnis „Zahl", Abb. 7.5) dokumentieren. Um eine ausreichende Anzahl an Wiederholungen und somit eine angemessene Approximation an die theoretische Häufigkeitsverteilung zu erzielen, wurden hier zehn

Durchgänge durchgeführt. Somit liegen final die Ergebnisse von 200 unabhängig simulierten Studien vor.

7.3.2 Durchführung des Experiments und Dokumentation der Ergebnisse

Die Ergebnisse des ersten Durchganges der 20 Teilnehmenden können im vorbereiteten Excel-Arbeitsblatt (Abb. 7.1) in der Spalte für den ersten Durchgang („D1") eingetragen werden. Die in diesem fiktiven Durchgang erzielten Ergebnisse der Studierenden sind in Tab. 7.1 dargestellt.

Keiner der Studierenden beobachtete also bei seinen zehn Münzwürfen keinen, einen, zwei, acht oder zehn Responder (= Münzwürfe mit dem Ergebnis „Zahl"). Einer der Studierenden beobachtete drei Responder, fünf Studierende beobachteten vier Responder usw. Werden die Ergebnisse in das Excel-Arbeitsblatt eingetragen, so wird automatisiert die Verteilung grafisch illustriert (s. Abb. 7.6).

Die Ergebnisse der weiteren Durchgänge können in die Spalten mit den Überschriften „D2" bis „D10" der Excel-Vorlage eingetragen werden. Die Ergebnisse werden nach jedem Durchgang automatisch aufaddiert. In den Spalten „Abs. Häufigk." und „Rel. Häufigk." werden die entsprechenden absoluten und relativen Häufigkeiten angezeigt. Es empfiehlt sich somit, die Ergebnisse nach jedem Durchgang in die Excel-Datei einzutragen, um die vorläufige Verteilung zu illustrieren und die Annäherung an die wahre Verteilung zu „entwickeln". In Abb. 7.7 und 7.8 sind hier exemplarisch die Resultate nach drei Durchläufen und nach dem finalen zehnten Durchlauf abgebildet.

7.3.3 Herleitung und Ablesen des p-Wertes

Wenn eine ausreichende Anzahl an Versuchswiederholungen vorliegt, wird mit den Studierenden erarbeitet, wie aus den generierten Werten der p-Wert zur Überprüfung der Hypothese abgeleitet werden kann. Hierzu werden die relativen Häufigkeiten des tatsächlich beobachteten Ergebnisses (sieben Responder) und der in Richtung der Alternative extremeren Ergebnisse (acht, neun oder zehn Responder) addiert. Basierend auf der simulierten Verteilung unter H_0 ergibt sich in dem hier dargestellten Fall ein p-Wert von

Tab. 7.1 Beobachtete Ergebnisse im ersten Durchgang

Anzahl Responder											
Anzahl simulierter Studien mit diesem Ergebnis											

Responder	D1	D2	D3	D4	D5	D6	D7	D8	D9	D10	Abs. Häufigk.	Rel. Häufigk.
0	0										0	0,00%
1	0										0	0,00%
2	0										0	0,00%
3	1										1	5,00%
4	5										5	25,00%
5	4										4	20,00%
6	6										6	30,00%
7	3										3	15,00%
8	0										0	0,00%
9	1										1	5,00%
10	0										0	0,00%
Σ	20	0	0	0	0	0	0	0	0	0	20	100,00%

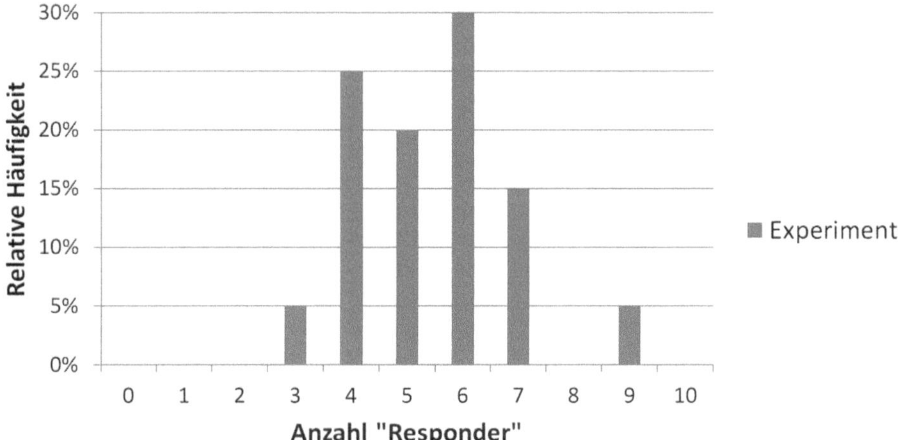

Abb. 7.6 Eingetragene Ergebnisse nach dem ersten Durchgang (oben) und erzeugte Häufigkeitsverteilung (unten)

$p = 0{,}130 + 0{,}015 + 0{,}015 + 0{,}000 = 0{,}160$. Die Nullhypothese kann somit auf einem Signifikanzniveau von $\alpha = 5\,\%$ nicht abgelehnt werden.

7.3.4 Vergleich der simulierten mit der theoretisch erwarteten Verteilung

Anschließend kann erläutert und diskutiert werden, dass auch ein exakter p-Wert für diese Fragestellung aus der Binomialverteilung abgeleitet werden kann. Dazu kann in einem weiteren Excel-Arbeitsblatt, in das die Ergebnisse der eingetragenen Münzwürfe

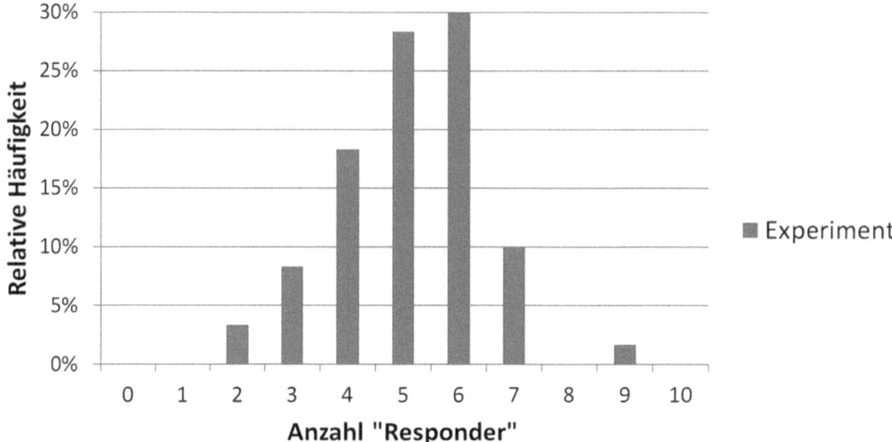

Responder	D1	D2	D3	D4	D5	D6	D7	D8	D9	D10	Abs. Häufigk.	Rel. Häufigk.
0	0	0	0								0	0,00%
1	0	0	0								0	0,00%
2	0	1	1								2	3,33%
3	1	2	2								5	8,33%
4	5	4	2								11	18,33%
5	4	6	7								17	28,33%
6	6	5	7								18	30,00%
7	3	2	1								6	10,00%
8	0	0	0								0	0,00%
9	1	0	0								1	1,67%
10	0	0	0								0	0,00%
Σ	20	20	20	0	0	0	0	0	0	0	60	100,00%

Abb. 7.7 Eingetragene Ergebnisse nach dem dritten Durchgang (oben) und erzeugte Häufigkeitsverteilung (unten)

automatisiert übergeben werden, die simulierte Verteilung unter H_0 mit der theoretisch erwarteten verglichen werden (Tabellenblatt „Vgl. theo." in der online verfügbaren Excel-Datei, s. Anhang). Dieser Vergleich ist in tabellarischer und grafischer Form verfügbar (s. Abb. 7.9).

7.4   Diskussion und Ausblick

Mithilfe dieser Übung sollen die für viele Anwender schwer zu erfassenden Konzepte der Verteilung einer Teststatistik unter der Nullhypothese und des p-Wertes anhand eines

Responder	D1	D2	D3	D4	D5	D6	D7	D8	D9	D10	Abs. Häufigk.	Rel. Häufigk.
0	0	0	0	0	0	0	0	0	0	0	0	0,00%
1	0	0	0	0	0	0	0	0	0	0	0	0,00%
2	0	1	1	0	0	1	1	0	0	0	4	2,00%
3	1	2	2	1	3	3	1	2	1	2	18	9,00%
4	5	4	2	6	4	4	3	7	3	5	43	21,50%
5	4	6	7	4	5	4	10	7	5	4	56	28,00%
6	6	5	7	3	7	5	2	3	5	4	47	23,50%
7	3	2	1	5	1	1	1	1	6	5	26	13,00%
8	0	0	0	1	0	1	1	0	0	0	3	1,50%
9	1	0	0	0	0	1	1	0	0	0	3	1,50%
10	0	0	0	0	0	0	0	0	0	0	0	0,00%
Σ	20	20	20	20	20	20	20	20	20	20	200	100,00%

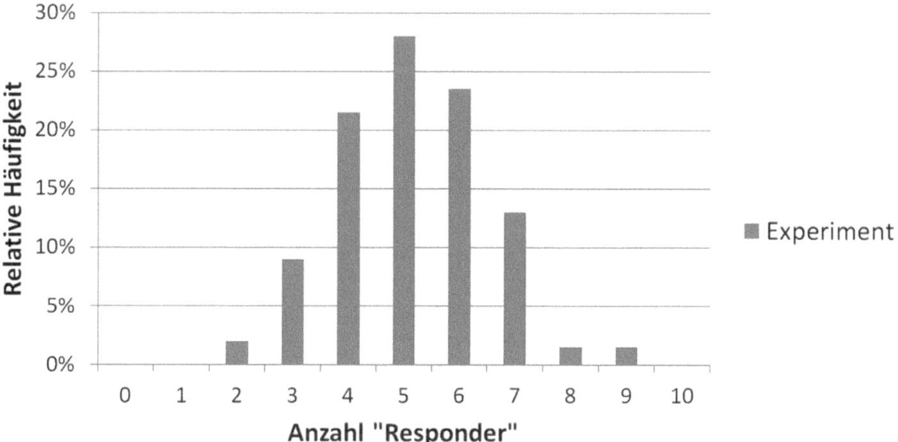

Abb. 7.8 Eingetragene Ergebnisse nach dem finalen zehnten Durchgang (oben) und erzeugte Häufigkeitsverteilung (unten)

statistischen Experiments, an dem die Studierenden selbst sehr aktiv beteiligt sind, vorgestellt und erläutert werden. Aus der bisherigen Erfahrung erscheinen die Akzeptanz dieser Übung unter den Studierenden und der Erfolg des Konzepts für das vorgestellte Szenario relativ hoch zu sein, gerade im Vergleich zur theoretischen Herleitung dieser Konzepte. Auch zeigte sich bislang eine sehr erfreuliche Teilnahme an den Experimenten. Speziell in Veranstaltungen mit Seminarcharakter bei einer Anzahl von bis zu 20 Studierenden hatten sich alle Teilnehmenden an den Experimenten beteiligt, und auch eine Diskussion hinsichtlich der statistischen Konzepte sowie der Stärken und Schwächen statistischer Tests kam besser in Gang als in vergleichbaren Veranstaltungen mit überwiegend theoretischen Inhalten.

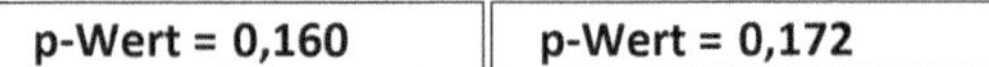

	Experiment		Theoretisch	
Responder	Abs. Häufigk.	Rel. Häufigk.	Abs. Häufigk.	Rel. Häufigk.
0	0	0,00%	0,20	0,10%
1	0	0,00%	1,95	0,98%
2	4	2,00%	8,79	4,39%
3	18	9,00%	23,44	11,72%
4	43	21,50%	41,02	20,51%
5	56	28,00%	49,22	24,61%
6	47	23,50%	41,02	20,51%
7	26	13,00%	23,44	11,72%
8	3	1,50%	8,79	4,39%
9	3	1,50%	1,95	0,98%
10	0	0,00%	0,20	0,10%
Σ	200	100,00%	200	100,00%

p-Wert = 0,160	p-Wert = 0,172

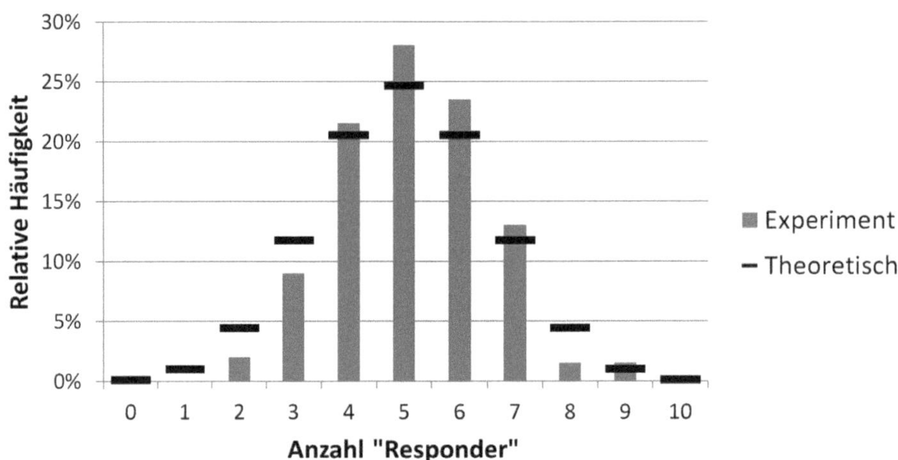

Abb. 7.9 Vergleich der im Münzwurfexperiment simulierten Verteilung der Anzahl an Therapieansprechern unter H_0 mit der theoretisch erwarteten Verteilung

Als Limitation bleibt festzuhalten, dass es sich bei dem vorgestellten Szenario um einen sehr einfachen statistischen Test handelt und die „Teststatistik" in diesem Fall nur die Anzahl der beobachteten Therapieansprecher darstellt. Die Verallgemeinerung des Konzepts und Übertragung auf z. B. statistische Tests zum Vergleich zweier unabhängiger Gruppen oder auf zweiseitige Tests bleibt eine Herausforderung für den Dozenten. Je nach Notwendigkeit der Vertiefung dieser Konzepte kann das gezeigte Experiment auch als Grundlage dienen, um in die Thematik einzuführen. Als mögliche Überleitung oder als Ausblick kann im online verfügbaren Material auf einige Folien, die die Verteilung der Teststatistik unter der Nullhypothese beim Zweistichproben-t-Test illustrieren, sowie einen R-Code zur entsprechenden Simulation dieser Verteilung zugegriffen werden (s. Anhang).

Abschließend bleibt die Hoffnung, dass durch die Verbesserung und stärkere Gewichtung der biometrischen/statistischen Lehre ein breiteres Verständnis statistischer Inhalte in der (medizinischen) Forschung erreicht wird und somit die falsche Anwendung statistischer Methoden und die Fehlinterpretation publizierter Studienergebnisse verringert werden kann.

Anhang

Folgende elektronische Materialien zu diesem Beitrag finden Sie online:

- Excel-Datei zum Eintragen der Ergebnisse, zur Darstellung der simulierten Verteilung unter der Nullhypothese (Tabellenblatt „Doku") und zum Vergleich mit den theoretisch erwarteten Ergebnissen (Tabellenblatt „Vgl. theo."),
- Folien zur Beschreibung des verwendeten Beispiels und mit Hintergrundinformationen zum Prinzip statistischen Testens (im pdf-Format; auf Anfrage vom Autor im Power-Point-Format mit Animationen erhältlich – auch in englischer Sprache),
- R-Code zur Illustration der Verteilung der Teststatistik unter H_0 für einen Zweistichproben-t-Test.

Literatur

Cohen J (1994) The earth is round (p <.05). Am Psychol 49:997–1003
Fahrmeir L, Künstler R, Pigeot I, Tutz G (2007) Statistik: Der Weg zur Datenanalyse. Springer-Verlag, Berlin
Goodman S (2008) A dirty dozen: Twelve p-value misconceptions. Semin Hematol 45:135–140
Schumacher M, Schulgen G (2008) Methodik klinischer Studien: Methodische Grundlagen der Planung, Durchführung und Auswertung. Springer-Verlag, Berlin

Mit Bayes zur Diagnosesicherheit

Karin Binder und Jörg Marienhagen

Zusammenfassung

Bayesianische Aufgaben stellen in der Medizin eine besondere kognitive Herausforderung für Studierende dar. Denn sowohl Patienten als auch Medizinstudierende und Ärzte haben Schwierigkeiten, einen positiven oder negativen Vorhersagewert zu berechnen, wenn die Prävalenz der Erkrankung mit der Sensitivität und Falsch-Positiv-Rate eines diagnostischen Tests kombiniert werden muss.

Ein Blick in die gängigen medizinischen Lehrbücher aus der Biometrie zeigt, dass bayesianische Aufgaben überwiegend konventionell über das Konzept der bedingten Wahrscheinlichkeiten eingeführt und neue didaktische Herangehensweisen noch nicht ausreichend genutzt werden. Oftmals bleibt die Einführung zu stark mit der Formel von Bayes verbunden, oder es werden Prozentangaben genutzt, um die Sachverhalte zu verdeutlichen. Diese Vorgehensweisen eignen sich allerdings nicht dafür, bayesianische Aufgaben verständlich zu erklären.

Zusätzliches Lehrmaterial zur einfachen Anwendung der eingereichten Unterrichtsideen steht auf der Springer-Homepage http://www.springer.com/978-3-662-54824-0 zur Verfügung.

K. Binder (✉)
Didaktik der Mathematik, Universität Regensburg,
Universitätsstraße 31, 93053 Regensburg, Deutschland
E-Mail: Karin.Binder@mathematik.uni-regensburg.de

J. Marienhagen
Universitätsklinikum Regensburg,
Franz-Josef-Strauß-Allee 11, 93053 Regensburg, Deutschland
E-Mail: Joerg.Marienhagen@ukr.de

© Springer-Verlag GmbH Deutschland 2017

R. Vonthein et al., *Zeig mir mehr Biostatistik!*,
https://doi.org/10.1007/978-3-662-54825-7_8

Im Rahmen dieses Beitrags möchten wir ein didaktisches Konzept zur Einführung bayesianischer Aufgaben vorstellen, das zu einem Online-Kurs weiterentwickelt werden soll. Das Konzept basiert auf drei wesentlichen Schritten, die wir zur optimalen Erklärung bayesianischer Aufgaben für wichtig erachten: Der erste Schritt besteht in der Übersetzung der Wahrscheinlichkeiten – die oft als Prozentangaben dargestellt sind (z. B. 80 %) – in sogenannte „natürliche Häufigkeiten" (z. B. 8 von 10). Der zweite Schritt erfolgt in der zusätzlichen Darbietung eines Baumdiagramms, das ebenfalls natürliche Häufigkeiten enthält, um den komplizierten Sachverhalt bayesianischer Aufgaben zu visualisieren. Der dritte Schritt besteht in der Hervorhebung derjenigen Äste des Baumdiagramms, die für die Beantwortung der Frage wesentlich sind. Im Anschluss daran kann das korrekte Ergebnis der Aufgabe direkt abgelesen werden.

Anhand konkreter Beispielaufgaben soll illustriert werden, wie bayesianische Aufgaben über diese drei Schritte einfach und gut verständlich eingeführt werden können.

8.1 Einleitung

Patienten, Medizinstudierende und Ärzte haben oftmals Schwierigkeiten zu verstehen, was ein positives oder negatives diagnostisches Testergebnis wirklich bedeutet, wenn sie Informationen über die Prävalenz einer Erkrankung und die Sensitivität und Falsch-Positiv-Rate eines Tests erhalten (Hoffrage und Gigerenzer, 1998; Garcia-Retamero und Hoffrage, 2013). Betrachten wir hierzu das (vereinfachte) Beispiel einer Mammografie, die als Screening-Methode bei symptomfreien Frauen für die Früherkennung von Brustkrebs eingesetzt wird. Folgende Informationen stehen zur Verfügung:

- Die Wahrscheinlichkeit, dass eine symptomfreie Frau Brustkrebs hat (B), beträgt 1 %.
- Die Wahrscheinlichkeit, dass eine Frau ein positives Mammogramm erhält (M+), wenn sie Brustkrebs hat (B), beträgt 80 %.
- Die Wahrscheinlichkeit, dass eine Frau fälschlicherweise ein positives Mammogramm erhält (M+), obwohl sie keinen Brustkrebs hat (¬B), beträgt 9,6 %.

Was bedeutet das nun für eine symptomfreie Frau, die ein positives Mammogramm im Screening erhält? Wie groß ist die Wahrscheinlichkeit, dass diese Frau tatsächlich erkrankt ist? Nur wenige Menschen sind in der Lage, diese statistischen Informationen korrekt miteinander zu kombinieren, um den positiven Vorhersagewert P(B|M+) zu berechnen. Eine Möglichkeit der Berechnung liefert die berühmte „Formel von Bayes", mit der man für den positiven Vorhersagewert zu folgender Lösung kommt:

$$P\left(B|M+\right) = \frac{P(M+\,|\,B)\cdot P\left(B\right)}{P\left(M+|B\right)\cdot P\left(B\right)+P(M+\,|\,\neg B)\cdot P\left(\neg B\right)}$$

$$= \frac{80\ \%\cdot 1\ \%}{80\ \%\cdot 1\ \%+9,6\ \%\cdot 99\ \%} \approx 7,8\ \%$$

Mit den vorliegenden Informationen sind also nur 7,8 % der Frauen mit positivem Mammogramm tatsächlich an Brustkrebs erkrankt. Die meisten Ärzte in einer Studie von Eddy (1982) schätzten hingegen, dass der positive Vorhersagewert zwischen 70 und 80 % liegen müsse (s. auch Garcia-Retamero und Hoffrage, 2013).

Die eigentlich korrekte Lösung und die Lösung, die die meisten Menschen vermuten würden, liegen also jeweils am anderen Ende des Wahrscheinlichkeitsspektrums. Da bei bayesianischen Fragestellungen die richtigen Antworten oftmals sehr überraschend sind, spricht man bei einer solchen Aufgabe auch von einer „kognitiven Kopfnuss". Gerade diese Eigenheit bayesianischer Aufgaben macht nach unserer Erfahrung auch den besonderen Reiz dieses Aufgabentyps für Studierende aus. Wenn Studierende erstmals die korrekte Antwort einer solchen Fragestellung nach dem positiven Vorhersagewert erfahren, reagieren sie häufig mit großer Verwunderung, und haben das Gefühl, ihrer Intuition nicht mehr vertrauen zu können. Das überraschende Ergebnis führt dazu, dass sich die Studierenden vertieft mit der Thematik beschäftigen möchten, um derartigen Fallstricken künftig nicht mehr zu erliegen.

Doch welche Erklärungsstrategien können nun eingesetzt werden, um diese „Kopfnuss" aufzulösen und das Ergebnis verständlich darzustellen? Medizinstudierende müssen derartige Inferenzen in ihrem späteren Arbeitsalltag bilden können, und daher müssen sie ein geeignetes Mittel an die Hand bekommen, um bei bayesianischen Aufgaben zu korrekten Lösungen zu gelangen und um adäquate Entscheidungen treffen zu können.

Im Folgenden werden drei didaktische Schritte erläutert, um bayesianische Aufgaben zu lösen und dabei auch ein echtes Verständnis für die Lösung zu erzeugen. Diese Schritte lassen sich einfach an allen Stellen des Statistik-Curriculums implementieren, in denen die Formel von Bayes behandelt wird. Es sind keinerlei statistische Vorkenntnisse notwendig, da mit den drei Schritten sogar das bereits aus der Schule bekannte Konzept der bedingten Wahrscheinlichkeiten in verständlicher Form reflektiert wird.

8.2 Methodik und Beispielanwendung

Mit obigem Beispiel des Mammografie-Screenings werden drei Schritte erläutert, um sukzessive in Bayes'sches Denken einzuführen. Der erste Schritt besteht in der Übersetzung der Wahrscheinlichkeiten als Prozentangaben in ein Format, das nach kognitionspsychologischen Befunden von Menschen besser verstanden werden kann: in das Format der „natürlichen Häufigkeiten" (Gigerenzer und Hoffrage, 1995). Im zweiten Schritt werden die statistischen Informationen des Textes zusätzlich mithilfe eines Baumdiagramms visualisiert, das ebenfalls alle statistischen Informationen in Form von Häufigkeiten präsentiert.

Im letzten Schritt erfolgt die Markierung der relevanten Informationen. Anschließend ist es einfach, den positiven oder auch negativen Vorhersagewert aus dem Diagramm zu entnehmen.

8.2.1 Schritt 1: Übersetzung in natürliche Häufigkeiten

Die statistischen Informationen sind in bayesianischen Aufgaben zumeist als Wahrscheinlichkeiten dargestellt, beispielsweise als Prozentzahl, manchmal auch als gewöhnlicher Bruch oder Dezimalbruch. Im ersten Schritt erfolgt die Übersetzung dieser Wahrscheinlichkeiten in ein Format, das der menschlichen Denkweise eher entspricht: in das Format der „natürlichen Häufigkeiten" (diese Bezeichnung stammt aus der Kognitionspsychologie). Betrachten wir diese Übersetzung nun an obigem Beispiel des Mammografie-Screenings.

Hierzu legen wir zunächst eine Stichprobe fest, wie beispielsweise 10.000 Frauen. Anschließend berechnen wir sukzessive absolute Zahlen aus den Prozentwerten der Aufgabenstellung. Eine Prävalenz von 1 % bedeutet beispielsweise, dass von 10.000 Frauen, die am Screening teilnehmen, 100 Frauen an Brustkrebs erkrankt sind. Eine Sensitivität von 80 % bedeutet wiederum, dass von den 100 an Brustkrebs erkrankten Frauen 80 ein positives Testergebnis erhalten. Und die Falsch-Positiv-Rate von 9,6 % bedeutet, dass von den übrigen 9.900 gesunden Frauen, 950 fälschlicherweise ein positives Testergebnis erhalten.

Durch diese Übersetzung ergibt sich eine neue Aufgabe im Häufigkeitsformat, die leichter verstanden wird als die Wahrscheinlichkeitsversion, wie zahlreiche Studien belegen (Gigerenzer und Hoffrage, 1995; Siegrist und Keller, 2011). Abbildung 8.1 stellt beide Versionen bayesianischer Aufgaben im Vergleich dar und zeigt, dass sich sogar die Fragestellung in das Häufigkeitsformat übersetzen lässt. Durch die Festlegung einer Stichprobe von 10.000 Frauen ist es möglich, sich ganz konkrete Frauen vorzustellen und sich zu überlegen, wie viele dieser Frauen denn Brustkrebs haben oder wie viele der Frauen mit Brustkrebs ein positives Mammogramm erhalten.

Während die linke Aufgabe mit den Wahrscheinlichkeiten nur von etwa 10 % der Medizinstudierenden korrekt gelöst wird, sind bereits ohne weitere Erläuterungen etwa 40–50 % der Studierenden in der Lage, die rechte Aufgabe mit den Häufigkeiten korrekt zu lösen (Siegrist und Keller, 2011).

Die Lösung der Aufgabe kann in der Version mit Häufigkeiten leichter erfasst werden. Um die Frage zu beantworten, wie viele der Frauen mit positivem Testergebnis tatsächlich an Brustkrebs erkrankt sind, betrachtet man zunächst alle Frauen, die ein positives Mammogramm erhalten haben. In unserer Aufgabenstellung sind das 80 kranke Frauen und 950 gesunde Frauen, die ein positives Mammogramm erhalten; also insgesamt 1.030 Frauen mit positivem Mammogramm. Aber nur 80 dieser 1.030 Frauen sind tatsächlich an Brustkrebs erkrankt. Die richtige Lösung lautet also „80 von 1.030 Frauen", und das

Wahrscheinlichkeiten	Häufigkeiten
Die Wahrscheinlichkeit, dass eine symptomfreie Frau Brustkrebs hat, beträgt **1 %**.	**100 von 10.000** symptomfreien Frauen haben Brustkrebs.
Die Wahrscheinlichkeit, dass eine Frau ein positives Mammogramm erhält, wenn sie Brustkrebs hat, beträgt **80 %**.	**80 von 100** Frauen, die Brustkrebs haben, erhalten ein positives Mammogramm.
Die Wahrscheinlichkeit, dass eine Frau fälschlicherweise ein positives Mammogramm erhält, obwohl sie keinen Brustkrebs hat, beträgt **9,6 %**.	**950 von 9.900** Frauen, die keinen Brustkrebs haben, erhalten fälschlicherweise dennoch ein positives Mammogramm.
Frage: Wie groß ist die Wahrscheinlichkeit, dass diese Frau mit positivem Mammogramm und positivem Sonogramm tatsächlich Brustkrebs hat?	**Frage:** Wie viele der Frauen mit positivem Mammogramm und positivem Sonogramm haben tatsächlich Brustkrebs?

Abb. 8.1 Vergleich der Versionen mit Wahrscheinlichkeiten in Prozent (links) und Häufigkeiten (rechts)

entspricht genau den 7,8 %, die wir in der Wahrscheinlichkeitsversion mit der Formel von Bayes mühsam errechnet haben.

Die einzige Schwierigkeit bei der Übersetzung der Wahrscheinlichkeiten in Häufigkeiten besteht darin, eine geeignete Stichprobe festzulegen. In unserem Beispiel haben wir eine Stichprobe von 10.000 Frauen gewählt. Wir hätten auch von einer Stichprobe von 1.000 Frauen ausgehen können. Bei einer Stichprobe von 100 Frauen würden wir allerdings im letzten Schritt der Übersetzung Dezimalbrüche erhalten oder müssten die Ergebnisse runden. Allerdings kann man durch ein Vergrößern der Stichprobe dieses Problem sehr einfach beheben. Sehr große Stichproben sind immer dann nötig, wenn die Prävalenz der Erkrankung sehr gering ist. In diesem Fall resultiert bereits bei der Übersetzung der Prävalenz nur eine geringere Anzahl an Personen, die tatsächlich erkrankt sind. Im Anhang befindet sich eine Aufgabenstellung zum HIV-Test, bei dem eine weitaus größere Stichprobe angesetzt werden muss, um tatsächlich noch natürliche Zahlen zu erhalten.

Wird dieser Vorgang aber mit den Studierenden eingeübt, so gelingt die Übersetzung der Wahrscheinlichkeiten in Häufigkeiten und es kann zum nächsten Schritt übergegangen werden.

8.2.2 Schritt 2: Zeichnen eines Baumdiagramms mit Häufigkeiten

Im nächsten Schritt erfolgt die Erstellung eines Baumdiagramms, um die statistischen Informationen zu visualisieren. Ein Baumdiagramm mit Häufigkeiten für obige Aufgabe ist in Abb. 8.2 dargestellt:

Der Häufigkeitsbaum in Abb. 8.2 zeigt alle in der Aufgabenstellung auftretenden Häufigkeiten in den Knoten des Baumes. Mithilfe des Baumdiagramms ist die Lösung der Aufgabe noch offensichtlicher. Durch die hierarchische Struktur des Baumes wird der sequenzielle Ablauf der Situation deutlich. Überdies kann mithilfe der zusätzlichen Visualisierung noch schneller erfasst werden, dass 80 + 950 Frauen ein positives Mammogramm erhalten und nur 80 dieser 1.030 Frauen tatsächlich Brustkrebs haben.

Der in Abb. 8.2 dargestellte Häufigkeitsbaum ist jedoch nicht die einzige Möglichkeit, ein Baumdiagramm zu gestalten. Üblicher ist die Darstellung von Baumdiagrammen, die stattdessen Wahrscheinlichkeiten präsentieren. Anstatt Häufigkeiten in die Knoten des Baumdiagramms zu schreiben, werden hierbei die Wahrscheinlichkeiten auf den Ästen des Baumdiagramms angegeben, wie in Abb. 8.3.

Beide Visualisierungen (s. Abb. 8.2 und 8.3) sehen auf den ersten Blick sehr ähnlich aus. Allerdings zeigen Studien, dass der Häufigkeitsbaum die Lösungsfindung bei bayesianischen Aufgaben deutlich unterstützt, während der Wahrscheinlichkeitsbaum kaum dazu beiträgt, dass die Situation besser verstanden wird (Binder et al. 2015). Unsere Empfehlung ist es daher, einen Häufigkeitsbaum darzustellen, um bayesianische Aufgaben zu erklären und auch den Studierenden zu zeigen, wie derartige Häufigkeitsbäume erstellt

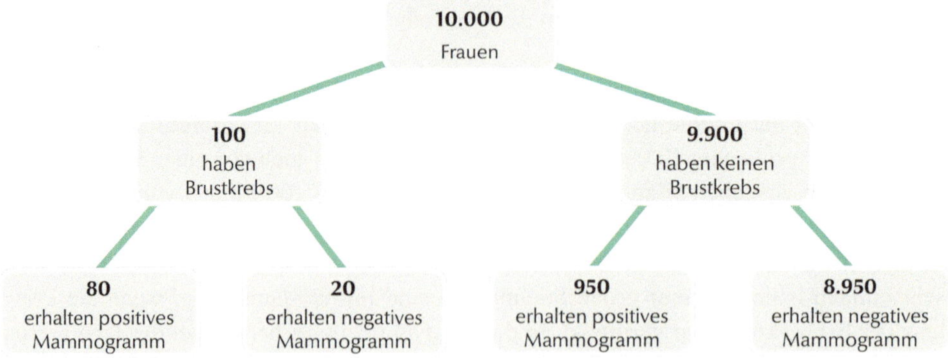

Abb. 8.2 Baumdiagramm mit Häufigkeiten zur Visualisierung der Mammografie-Aufgabe

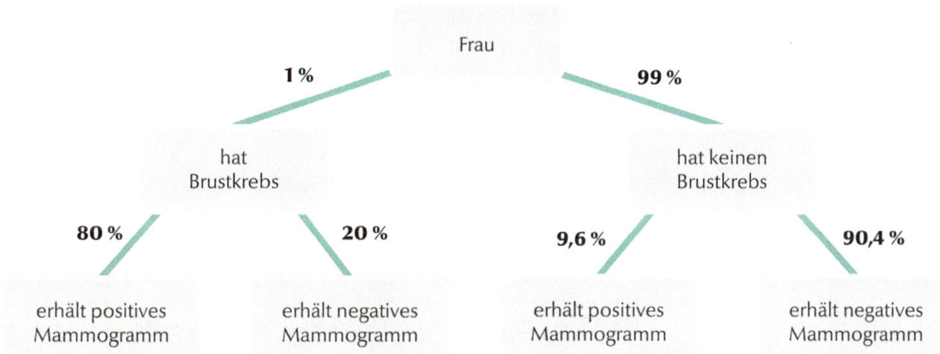

Abb. 8.3 Baumdiagramm mit Wahrscheinlichkeiten, das Studierende bei der Lösungsfindung der Aufgabe kaum unterstützt

werden. In einem Häufigkeitsbaum können bei Bedarf auch problemlos die Wahrscheinlichkeiten ergänzt werden, wie in Abb. 8.4 dargestellt.

Mit dem Häufigkeitsbaum (s. Abb. 8.2) oder dem Baumdiagramm, das alle statistischen Informationen sowohl in Form von Häufigkeiten als auch in Wahrscheinlichkeiten zeigt (s. Abb. 8.4) kann nun erstmals auch die Illusion aufgelöst werden, die bei der Mammografie-Aufgabe entsteht. Während viele Ärzte in der Studie von Eddy (1982) die Wahrscheinlichkeit für den positiven Vorhersagewert bei 70 bis 80 % eingeschätzt hatten, liegt die tatsächliche Lösung am anderen Ende des Wahrscheinlichkeitsspektrums bei 7,8 %. Aber warum ist diese Zahl so viel niedriger, als wir sie im ersten Moment einschätzen? Im Häufigkeitsbaum sieht man sofort, dass nur wenige Frauen mit positivem Testergebnis an Brustkrebs erkrankt sind, weil es insgesamt sehr viele Frauen gibt, die nicht erkrankt sind. Da es so viel mehr gesunde Frauen als kranke gibt, erhalten sehr viele Frauen

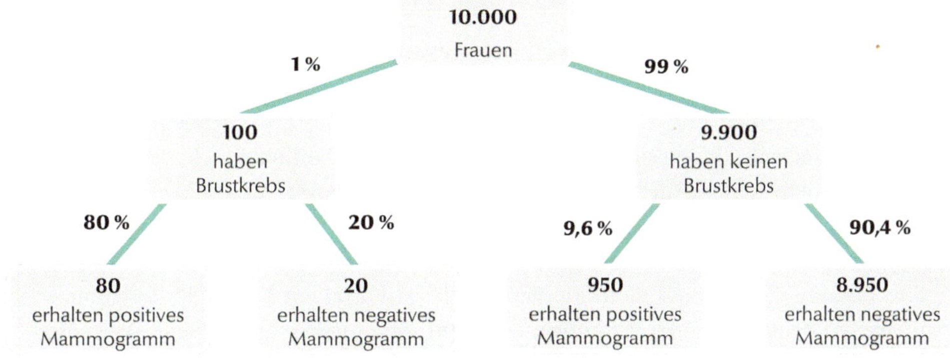

Abb. 8.4 Baumdiagramm mit Häufigkeiten und Wahrscheinlichkeiten

fälschlicherweise ein positives Testergebnis (trotz niedriger Falsch-Positiv-Rate), obwohl sie überhaupt nicht an Brustkrebs erkrankt sind. Die Mehrheit der Frauen, die ein positives Testergebnis erhalten, ist daher in Wirklichkeit völlig gesund.

Wird die Aufgabe hingegen mithilfe der Formel von Bayes gelöst, so kann kein echtes Verständnis für das Zustandekommen der Lösung erzeugt werden. Die Studierenden begreifen dann nicht, warum die korrekte Lösung so weit von der eigenen Einschätzung entfernt liegt:

$$P\left(B|M+\right) = \frac{P(M+|B)\cdot P\left(B\right)}{P\left(M+|B\right)\cdot P\left(B\right) + P(M+|\neg B)\cdot P\left(\neg B\right)}$$

$$= \frac{80\ \%\cdot 1\ \%}{80\ \%\cdot 1\ \% + 9,6\ \%\cdot 99\ \%} \approx 7,8\ \%$$

Selbiges gilt für eine Erklärung mithilfe eines Baumdiagramms mit Wahrscheinlichkeiten und der Anwendung von Pfadregeln. Diese führt ebenfalls zu komplizierten Berechnungen, und der kognitive Konflikt kann auch durch dieses Vorgehen nicht aufgelöst werden. Lediglich die in Schritt 1 dargestellte Betrachtung mit Häufigkeiten und die in Schritt 2 erläuterte Darbietung eines Häufigkeitsbaumes erzeugen ein echtes Verständnis für das Zustandekommen der Lösung.

Studierende können das Ausführen dieses zweiten Schrittes schnell erlernen und ein Baumdiagramm mit Häufigkeiten erstellen. Mit etwas Übung werden Schritt 1 und Schritt 2 sogar miteinander verschmelzen. Die Studierenden werden dann nicht zuerst die Wahrscheinlichkeiten in Häufigkeiten übersetzen und so eine alternative textuelle Version der Aufgabe erstellen, um dann im zweiten Schritt erst ein Baumdiagramm anzufertigen. Vielmehr werden die Studierenden die beiden Schritte miteinander kombinieren und bereits während des Übersetzens eine Baumstruktur auf ihr Blatt zeichnen.

8.2.3 Schritt 3: Hervorheben der relevanten Äste oder Knoten des Baumdiagramms

Im Häufigkeitsbaum finden sich viele Informationen, die überhaupt nicht benötigt werden, um die korrekte Lösung der obigen Aufgabe zu bestimmen. Lediglich zwei Äste des Baumes müssen betrachtet werden, um die Frage nach dem positiven Vorhersagewert richtig zu beantworten (s. Abb. 8.5).

Uns ist aufgefallen, dass viele Studierende beim korrekten Lösen der bayesianischen Aufgabe die beiden zur Inferenz notwendigen Informationen in irgendeiner Weise hervorheben. Dabei markieren sie entweder die beiden Äste, die zur Lösungsfindung beachtet

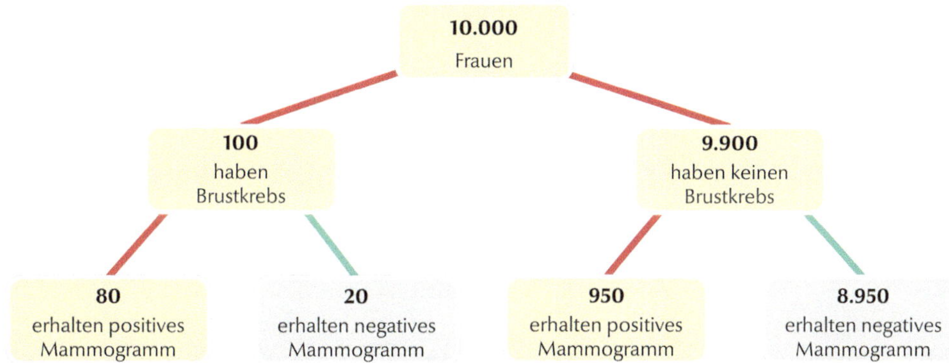

Abb. 8.5 Baumdiagramm mit Häufigkeiten, bei dem die zur Lösungsfindung relevanten Äste und Knoten markiert sind

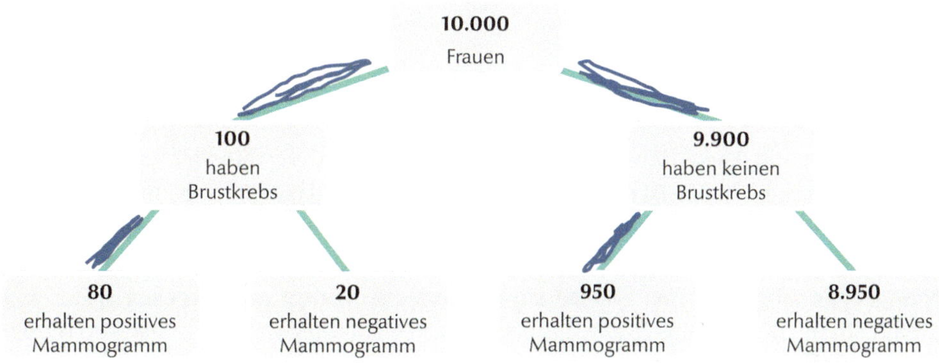

Abb. 8.6 Baumdiagramm mit Markierungen an den relevanten Ästen, wie sie häufig von Studierenden angefertigt werden, die die Aufgabe korrekt lösen

werden müssen (s. Abb. 8.6), oder sie markieren die beiden Knoten, die Informationen enthalten, die man zur Berechnung der Lösung heranziehen muss (s. Abb. 8.7).

Studierende, die die Aufgabe trotz Häufigkeitsbaum falsch lösen, vergessen hingegen oft, auch die gesunden Frauen zu betrachten, die ein positives Testergebnis erhalten. Sie verwechseln häufig den positiven Vorhersagewert mit der Sensitivität des Tests. Typische falsche Antworten in obiger Aufgabe sind „80 von 100" oder „80 von 10.000". Die Studierenden übersehen dabei, dass ein zweiter Ast des Baumdiagramms betrachtet werden muss, um den positiven Vorhersagewert bestimmen zu können. Die Markierung der entsprechenden Äste oder Knoten ist deswegen ein hilfreiches Werkzeug und somit für uns der dritte Schritt zur Lösung bayesianischer Aufgaben.

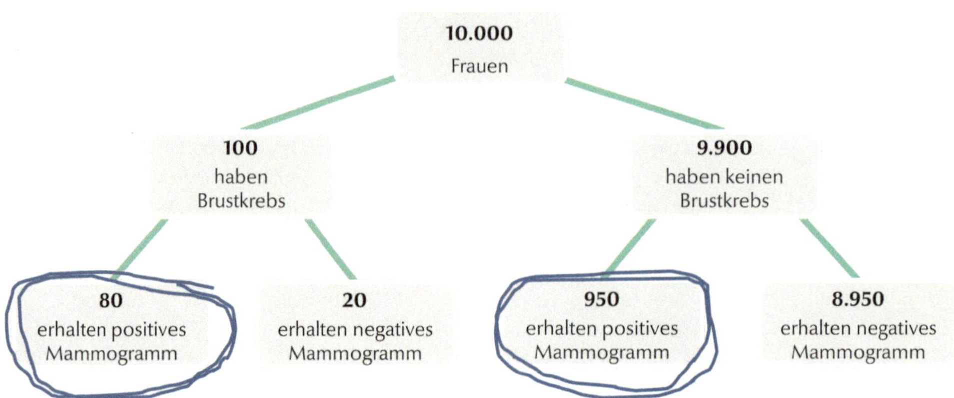

Abb. 8.7 Baumdiagramm mit Markierungen an den relevanten Knoten, wie sie häufig von Studierenden angefertigt werden, die die Aufgabe korrekt lösen

8.3 Diskussion und Ausblick

Schritt für Schritt kann Bayes'sches Denken einfach und verständlich erklärt werden. Besonders hervorzuheben ist hierbei, dass ein Training mit Häufigkeitsbäumen auch langfristige Erfolge verspricht (Sedlmeier und Gigerenzer, 2001). Studierende, die gelernt haben, Wahrscheinlichkeiten in Häufigkeiten zu übersetzen und ein Baumdiagramm mit Häufigkeiten zu verwenden, können bayesianische Aufgaben auch Wochen später noch korrekt lösen. Dieser langfristige Lernerfolg kann allerdings nicht beobachtet werden, wenn lediglich die Formel von Bayes eingeübt oder eine Instruktion mit Wahrscheinlichkeitsbäumen eingesetzt wird (Sedlmeier und Gigerenzer, 2001).

Überdies sind Baumdiagramme mit Häufigkeiten sehr flexibel einsetzbar. Nachfolgend sollen zwei Erweiterungen aufgezeigt werden, die ebenfalls mit Baumdiagrammen im Zusammenhang bayesianischer Inferenz möglich sind: Häufigkeitsdoppelbäume und Baumdiagramme für komplexere bayesianische Aufgaben.

8.3.1 Häufigkeitsdoppelbäume

Ein weiteres didaktisches Hilfsmittel zur Erklärung bayesianischer Aufgaben ist der Häufigkeitsdoppelbaum, der in Abb. 8.8 dargestellt ist (Wassner et al. 2004). Dieser entsteht, indem aus der untersten Ebene des Häufigkeitsbaumes die beiden Knoten zusammengefasst werden, die für ein positives Mammogramm stehen, und die beiden Knoten, die für ein negatives Mammogramm stehen. Durch diese Erweiterung zum Häufigkeitsdoppelbaum erhält man ein Instrument, bei dem beide Leserichtungen gleichermaßen möglich sind. Bei der Formel von Bayes werden häufig bedingte Wahrscheinlichkeiten verwechselt, wie beispielsweise der positive Vorhersagewert P(B|M+) mit der Sensitivität P(M+|B).

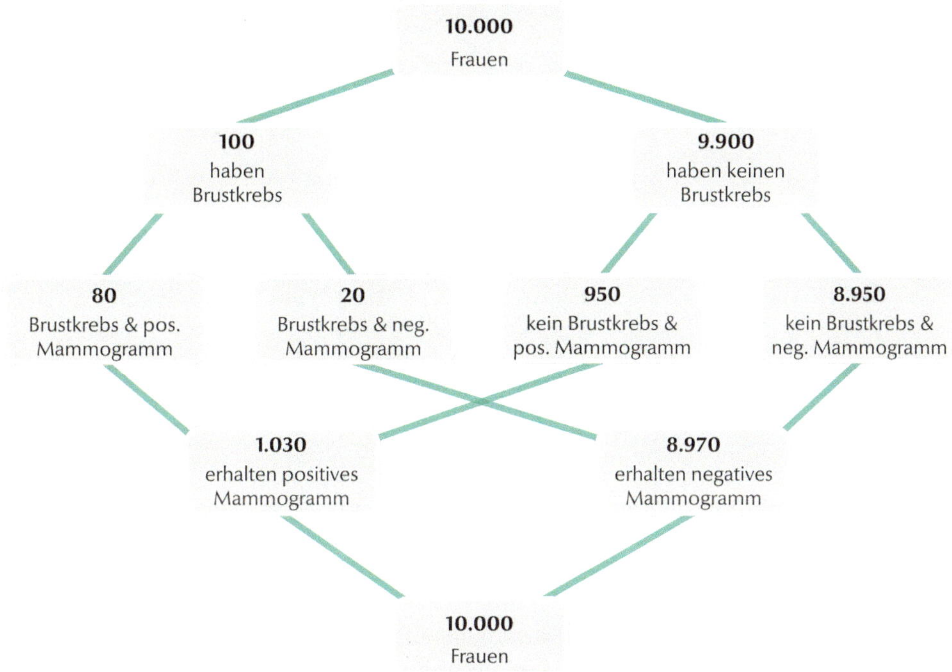

Abb. 8.8 Häufigkeitsdoppelbaum, der beide Leserichtungen gleichermaßen präsentiert

Mithilfe des Häufigkeitsdoppelbaumes, der gleichzeitig beide Leserichtungen präsentiert, kann man solchen Verwechslungen gut vorbeugen und den Unterschied dieser beiden bedingten Wahrscheinlichkeiten einfach erklären.

Betrachtet man den Häufigkeitsdoppelbaum von oben her, so lassen sich Fragen beantworten wie die nach der Sensitivität des Test P(M+|B): „Wie viele der Frauen mit Brustkrebs erhalten ein positives Mammogramm?", wobei die richtige Antwort „80 von 100 Frauen" lautet. Wählt man hingegen die umgekehrte Leserichtung und betrachtet den Baum von unten her, so lässt sich beispielsweise die Frage nach dem positiven Vorhersagewert P(B|M+) beantworten: „Wie viele der Frauen mit positivem Testergebnis haben tatsächlich Brustkrebs?", wobei die richtige Antwort nun „80 von 1.030 Frauen" lautet. Sämtliche bedingte Wahrscheinlichkeiten, die in der Situation vorkommen, können also aus einem Häufigkeitsdoppelbaum direkt abgelesen werden.

8.3.2 Erweiterung auf komplexere Situationen

Häufigkeitsbäume sind sehr flexibel und lassen sich auf zahlreiche weitere Situationen erweitern, die wesentlich komplexer sind als das Beispiel des Mammografie-Screenings. Abb. 8.9 visualisiert eine Situation, in der sowohl eine Mammografie als auch eine

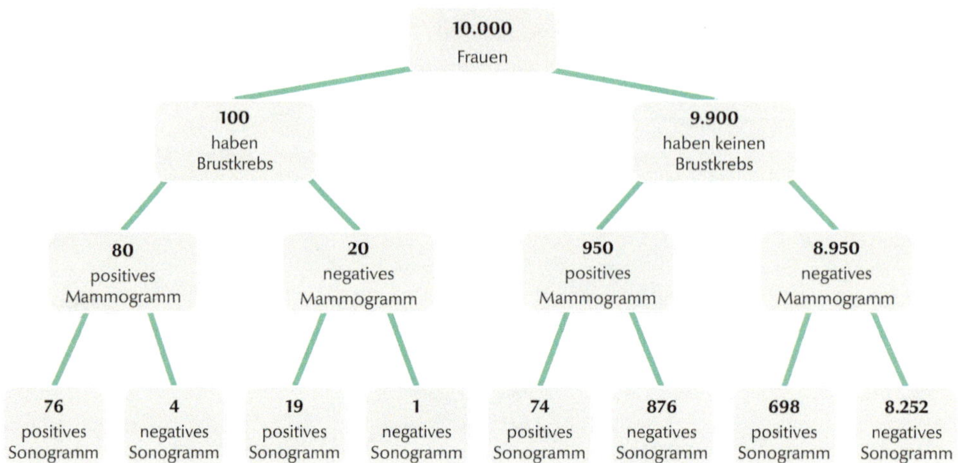

Abb. 8.9 Häufigkeitsbaum für eine bayesianische Aufgabe, in der zwei positive Testergebnisse vorliegen

anschließende Sonografie durchgeführt wird, um Brustkrebs zu entdecken. Die zugehörige Fragestellung könnte lauten: Wie groß ist die Wahrscheinlichkeit, dass eine Frau mit positivem Mammogramm und positivem Sonogramm tatsächlich an Brustkrebs erkrankt ist?

Auch bei derartigen komplexeren Aufgabenstellungen, bei denen beispielsweise der positive Vorhersagewert nach zwei positiven Testergebnissen errechnet werden muss, können die drei von uns empfohlenen Schritte Anwendung finden. Zunächst werden wiederum alle Informationen in Häufigkeiten übersetzt. Anschließend wird ein Baumdiagramm mit Häufigkeiten konstruiert, und im letzten Schritt werden die beiden Äste des Baumes markiert, die zur Lösungsfindung relevant sind (s. Abb. 8.9).

8.4 Ausblick

Die dargestellten instruktionalen Schritte lassen sich auch sehr schön durch Drag and Drop-Aufgaben in einem interaktiven elektronischen Lernmodul realisieren. Hierdurch ergeben sich für den Unterricht in Medizinischer Biometrie neue Möglichkeiten des Selbstlernens.

Anhang

Folgende elektronische Materialien zu diesem Beitrag finden Sie online:

- Übungsblatt zum Thema HIV-Test,
- Lösungsskizze des Übungsblatts zum Thema HIV-Test.

Literatur

Binder K, Krauss S, Bruckmaier G (2015) Effects of visualizing statistical information – an empirical study on tree diagrams and 2×2 tables. Front Psychol. 6:1186

Eddy DM (1982) Probabilistic reasoning in clinical medicine: problems and opportunities. In Kahneman D, Slovic P, Tversky A (Hrsg) Judgment under Uncertainty: Heuristics and Biases. Cambridge University Press, New York S. 249–267

Garcia-Retamero R, Hoffrage U (2013) Visual representation of statistical information improves diagnostic inferences in doctors and their patients. Soc Sci Med 83:27–33

Gigerenzer G, Hoffrage U (1995) How to improve Bayesian reasoning without instruction: frequency formats. Psychol Rev 102:684–704

Hoffrage U, Gigerenzer G (1998) Using natural frequencies to improve diagnostic inferences. Acad Med 73:538–540

Sedlmeier P, Gigerenzer G (2001) Teaching Bayesian reasoning in less than two hours. J Exp Psychol Gen. 130:380–400

Siegrist M, Keller C (2011) Natural frequencies and Bayesian reasoning: the impact of formal education and problem context. J. Risk Res 14:1039–1055

Wassner C, Martignon L, Biehler R (2004) Bayesianisches Denken in der Schule. Unterrichtswissenschaft 32:58–96

Farbe in die Biometrie-Lehre bringen – Buntes Übungsmaterial zu Gütekriterien diagnostischer Tests

Iris Burkholder und Jessica Brensing

Zusammenfassung

Aufgrund des technischen Fortschritts werden sowohl die Bevölkerung als auch medizinisch Tätige in zunehmendem Maße mit neuen diagnostischen Tests konfrontiert. Dabei handelt es sich einerseits um sogenannte Selbsttests, welche freiverkäuflich angeboten werden und dem Verbraucher somit die individuelle Risikoeinschätzung selbst überlassen wird. Andererseits werden diagnostische Tests im klinischen Alltag angeboten, entweder als Kassenleistung oder als sogenannte Individuelle Gesundheitsleistungen (IGeL), bei denen keine einheitliche Kosten-Nutzen-Bewertungen durch den Gemeinsamen Bundesausschuss vorliegen und somit eine Risikoeinschätzung individuell im Arzt-Patienten-Gespräch erfolgen muss. Hieraus ergibt sich, dass Grundkenntnisse über statistische Gütekriterien sowohl bei der Bevölkerung als auch bei medizinisch Tätigen von hoher Relevanz für das tägliche Leben bzw. das Berufsleben sind.

In diesem Kapitel wird eine Übungseinheit zum Thema „Gütekriterien diagnostischer Tests" vorgestellt, die zielgruppenübergreifend, d. h. sowohl für Studierende aus

Zusätzliches Lehrmaterial zur einfachen Anwendung der eingereichten Unterrichtsideen steht auf der Springer-Homepage http://www.springer.com/978-3-662-54824-0 zur Verfügung.

Die Originalversion dieses Kapitels wurde revidiert: Bitte beachten Sie das Erratum zu diesem Kapitel am Ende des Buches. Das Erratum ist online unter http://doi.org/10.1007//978-3-662-54825-7_13 verfügbar.

I. Burkholder (✉) · J. Brensing
Department Gesundheit und Pflege, Hochschule für Technik und Wirtschaft (htw saar)
Goebenstr 40, 66117 Saarbrücken, Deutschland
E-Mail: iris.burkholder@htwsaar.de

J. Brensing
E-Mail: jessica.brensing@htwsaar.de

humanmedizinischen oder gesundheitswissenschaftlichen Studiengängen als auch für Schulprojekte der Oberstufe eingesetzt werden kann. Das Ziel der Veranstaltung liegt darin, ein tiefergehendes Verständnis der Gütekriterien diagnostischer Tests und insbesondere der Abhängigkeit der prädiktiven Werte von der Prävalenz anhand des Übungsmaterials in Form von Farbwürfeln oder Arbeitsblättern in Kleingruppen zu erarbeiten.

9.1 Einleitung

Die grundlegenden statistischen Konzepte in Bezug auf diagnostische Tests sollten in einer separaten Lehreinheit eingeführt werden und können dann anhand der hier vorgestellten Übungseinheit vertieft werden. Das hier vorgestellte Übungsmaterial wurde sowohl im Studiengang Management und Expertise im Pflege- und Gesundheitswesen als auch in einem Schulprojekt mit Schülern der 11. Jahrgangsstufe eingesetzt. Dabei war jeweils der Übungseinheit ein theoretischer Teil vorausgegangen, in dem ein intuitiver Zugang zum Wahrscheinlichkeitsbegriff sowie die Begriffe Sensitivität, Spezifität und prädiktive Werte erarbeitet wurden. Zur Vertiefung wurde anschließend die hier vorgestellte Übungseinheit durchgeführt. Für die Übung empfiehlt sich ein Seminarraum mit frei beweglichen Tischen, sodass die Teilnehmer in Kleingruppen mit jeweils 2–3 Personen arbeiten können. Um das Übungsmaterial anhand des bereitgestellten Foliensatzes einführen zu können, sind ein Laptop und ein Beamer erforderlich.

9.1.1 Studiengang Management und Expertise im Pflege- und Gesundheitswesen (Bachelor)

Der Studiengang Management und Expertise im Pflege- und Gesundheitswesen an der Hochschule für Technik und Wirtschaft des Saarlandes (htw saar) wurde 2004 eingerichtet, um Personen mit einer abgeschlossenen berufsqualifizierenden Ausbildung in einem Pflege- oder Gesundheitsfachberuf für neue Tätigkeiten in der pflegerischen oder gesundheitlichen Versorgung zu qualifizieren. Pro Studienjahr werden etwa 30 Studierende zugelassen.

Grundlegende statistische Kenntnisse werden im 2. Fachsemester in der Veranstaltung „Quantitative Methoden" vermittelt. Darauf aufbauend wird im 3. Fachsemester die Pflichtveranstaltung „Epidemiologie" gelehrt, in deren Rahmen die hier vorgestellte Übungseinheit zu Gütekriterien diagnostischer Tests eingesetzt wird. Die Veranstaltungen finden im jährlichen Turnus statt. Der Fokus der Veranstaltungen liegt auf der praxisnahen Vermittlung der Inhalte und weniger auf einer tiefergehenden Auseinandersetzung mit den statistischen Konzepten.

9.1.2 Schulprojekt „Stark ins Leben" (11. Jahrgangsstufe)

Bei dem Projekt „Stark ins Leben" handelt es sich um ein von der Sparda-Bank-Stiftung gefördertes und gemeinsam mit dem Landesinstitut für Pädagogik und Medien (LPM) in Saarbrücken initiiertes Projekt mit dem Ziel, Schüler der Oberstufe mit lebenspraktischen Kompetenzen zu stärken. Im Rahmen dieses Projektes waren 30 Schüler des Technisch-Gewerblichen und Sozialpflegerischen Berufsbildungszentrums Saarlouis (TGS BBZ) im Februar 2016 für einen Tag an der htw saar. Sie wurden zunächst in das Themengebiet der diagnostischen Tests eingeführt und haben dann die hier vorgestellte Übungseinheit absolviert. Der Fokus ist auf eine anschauliche erste Einführung in das Thema gerichtet. Das Projekt „Stark ins Leben" wird in jährlichem Turnus durchgeführt.

9.2 Methodik

Das Lehrmaterial wurde mit dem Ziel konzipiert, das aktive Lernen in Bezug auf Gütekriterien diagnostischer Tests zu fördern, um so effektive und langfristige Lernerfolge zu erzielen. Insbesondere sollen die in einer der Übung vorausgehenden theoretischen Lehreinheit eingeführten Begrifflichkeiten der Prävalenz, Sensitivität, Spezifität und prädiktiven Werte wiederholt und vertieft werden. Zudem sollen die Teilnehmer die Abhängigkeit der prädiktiven Werte von der Prävalenz selbst in Kleingruppen erarbeiten.

9.2.1 Benötigtes Material

Die Übung kann entweder mithilfe von Farbwürfeln (Version Würfel) oder auch kostengünstiger mit Farbstiften (Version Stifte) durchgeführt werden. Es werden folgende Materialien benötigt:

Version Würfel	Version Stifte
pro Gruppe: 100 Farbwürfel mit den Feldern rot, gelb, schwarz und blau	pro Gruppe: 4 Holzstifte je einmal rot, gelb, schwarz und blau
pro Gruppe: 1 Lösungstabelle (im Anhang verfügbar)	
pro Gruppe: 4 zusammengehörige Aufgabenkarten (Farbdruck) (im Anhang verfügbar)	
Beamer/Laptop zur Präsentation der Einführungsfolien (Folien im Anhang verfügbar)	
Tafel oder Stellwand zum Aufhängen der ausgefüllten Lösungstabellen	

Die Version Würfel ist insbesondere dann empfehlenswert, wenn das Übungsmaterial regelmäßig eingesetzt werden soll. Die Kosten für einen Farbwürfel liegen bei ca. 15 ct (Stand August 2016). Bei der Version Würfel können die Aufgabenkarten laminiert und somit mehrfach verwendet werden

9.2.2 Übungsmaterial

Vor der Übung sollen die Teilnehmer bereits den theoretischen Hintergrund der Gütekriterien diagnostischer Tests kennengelernt haben. Ziel der Übung ist einerseits das Einüben der Berechnung des positiven und des negativen prädiktiven Wertes für vorgegebene Werte der Prävalenz, der Sensitivität und der Spezifität und andererseits, die Abhängigkeit der prädiktiven Werte von der Prävalenz zu erkennen.

Pro Aufgabe ist ein Wert der Prävalenz, der Sensitivität und der Spezifität vorgegeben (s. Abb. 9.1). In einem ersten Schritt soll die angegebene Prävalenz entweder mithilfe der 100 Farbwürfel (Version Würfel) oder anhand der auf dem Aufgabenblatt skizzierten 100 Felder mit Stiften farblich visualisiert werden. Dabei sollen die Erkrankten rot und die Gesunden gelb gekennzeichnet werden. Anschließend soll bei den Erkrankten die Sensitivität dargestellt werden, indem die Erkrankten mit positivem Test (richtig Positive) rot und die Erkrankten mit negativem Test (falsch Negative) schwarz markiert werden. In der Version Würfel werden dazu die Farbwürfel auf die entsprechende Seite gedreht, während in der Version Stifte die Felder mit der entsprechenden Farbe übermalt werden. Entsprechend sollen in einem dritten Schritt mit der angegebenen Spezifität die Gesunden mit negativem Test (richtig Negative) in Gelb und die Gesunden mit positivem Test (falsch Positive) in Blau dargestellt werden. Im letzten und vierten Schritt sollen hieraus nun der positiv und negativ prädiktive Wert berechnet werden. Eine Muster-Aufgabenkarte ist in Abb. 9.1 dargestellt.

Insgesamt wurden 60 Aufgabenkarten vorbereitet mit folgenden Vorgaben:

Aufgaben	1–4	5–8	9–12	13–16	17–20	21–24	25–28	29–32	33–36	37–40	41–44	45–48	49–52	53–56	57–60
Sensitivität (%)	80	80	80	85	85	85	85	90	90	90	90	95	95	95	95
Spezifität (%)	85	90	95	80	85	90	95	80	85	90	95	80	85	90	95
Prävalenz (%)	jeweils 1, 5, 10 und 20														

Im zur Verfügung gestellten Lehrmaterial „Aufgabenkarten" befindet sich jeweils eine Aufgabe für jede Kombination dieser Werte und der Prävalenz von 1 %, 5 %, 10 % und 20 %. Die 60 Aufgaben sind in 15 Blöcke mit je vier zusammengehörenden Aufgaben aufgeteilt. Zusammengehörende Aufgaben sind durch gleiche Farben der Aufgabennummer und des Rahmens markiert, besitzen jeweils die gleichen Angaben zur Sensitivität und Spezifität und unterscheiden sich nur durch vier verschiedene Angaben der Prävalenz. Es ist vorgesehen, dass jede Kleingruppe alle zusammengehörenden vier Aufgaben löst und sich so die Zusammenhänge der prädiktiven Werte und der Prävalenz erarbeitet.

Abb. 9.1 Muster-Aufgaben-karte

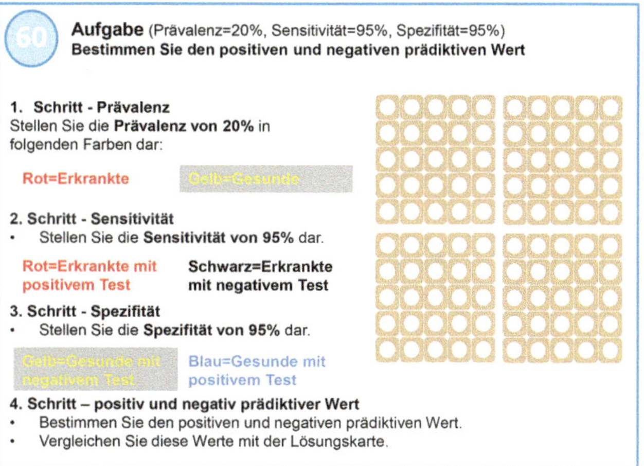

Im bereitgestellten Lehrmaterial „Aufgabenkarten" befindet sich unter jeder der 60 Aufgaben eine entsprechende Lösungskarte, in der die Lösungen für die einzelnen Aufgabenschritte visualisiert und kommentiert sind. Eine Muster-Lösungskarte ist in Abb. 9.2 dargestellt.

Zu beachten ist, dass bei einigen wenigen Aufgabenkonstellationen zweimal aufgerundet werden müsste, was dann aber die Gesamtzahl von 100 Feldern überschreiten würde. Zum Beispiel bei einer Prävalenz von 10 % ergeben sich 10 Erkrankte und 90 Gesunde. Wird eine Spezifität von 95 % berücksichtigt, so ergäben sich rein rechnerisch 90·0,95 = 85,5 Gesunde mit negativem Test (richtig Negative) und 90·0,05 = 4,5 Gesunde mit positivem Test (falsch Positive). Um dies mit ganzzahligen Werten umzusetzen, wird vereinbart, dass in solchen Situationen immer zugunsten des diagnostischen Tests

Abb. 9.2 Muster-Lösungskarte

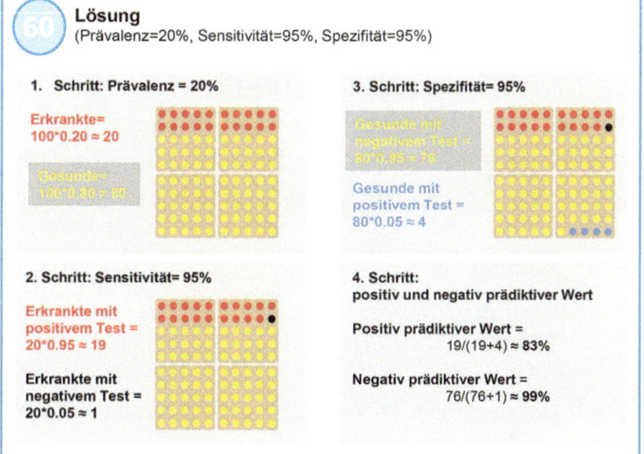

Abb. 9.3 Muster-Lösungstabelle (PPW = positiv prädiktiver Wert, NPW = negativ prädiktiver Wert)

Lösungskarte

Sensitivität: _______________   Spezifität: _______________

Prävalenz	PPW	NPW
1%		
5%		
10%		
20%		

gerundet wird, d. h. hier im Beispiel 86 richtig Negative und 4 falsch Positive. Diese Konvention wird in den Einführungs- und Erklärungsfolien der Übung anhand eines Beispiels demonstriert.

Die Lösungskarten sind zunächst von den Aufgabenkarten abzutrennen, verbleiben beim Dozenten und werden erst zum Abgleich der Ergebnisse den Teilnehmern ausgehändigt.

Nach der Bearbeitung jeder der vier Aufgabenkarten tragen die Teilnehmer ihre Lösungen in die ausgehändigte Lösungstabelle ein (s. Abb. 9.3).

Zum Abschluss werden die Lösungskarten aller Gruppen an der Tafel oder Stellwand aufgehängt, und es wird gemeinsam nochmals die Abhängigkeit der prädiktiven Werte von der Prävalenz diskutiert.

9.3   Beispielanwendung

Das vorgestellte Übungsmaterial wurde erstmals im Februar 2016 bei 30 Schülern der 11. Jahrgangsstufe eingesetzt. Die Übung ergänzte einen vorangegangenen theoretischen Teil, bei dem die Gütekriterien diagnostischer Tests (Sensitivität, Spezifität und prädiktive Werte) eingeführt wurden. Für die Durchführung der Übung wurde eine Unterrichtsstunde à 45 Minuten eingeplant, die sich zeitlich in folgende drei Abschnitte aufteilte:

- Einführung (ca. 5 Minuten),
- Arbeit in Kleingruppen (ca. 30 Minuten),
- Diskussion (ca. 10 Minuten).

Da das Übungsmaterial zukünftig mehrfach sowohl in Vorlesungen der Epidemiologie als auch in Schulveranstaltungen eingesetzt werden soll, wurden Farbwürfel angeschafft, die Aufgabenkarten laminiert und im Folgenden die Version Würfel beschrieben.

9.3.1   Einführung (ca. 5 Minuten)

Zunächst wurden das Übungsmaterial und der Ablauf der Übung anhand der bereitgestellten Präsentationsfolien erklärt und aufgetretene Fragen beantwortet. Im Anschluss daran wurden die Teilnehmer in 15 Kleingruppen à zwei Personen aufgeteilt und jeder Gruppe wurde das Übungsmaterial ausgehändigt, das aus jeweils vier Aufgabenkarten, einer Lösungstabelle und einem Säckchen mit 100 Farbwürfeln bestand (s. Abb. 9.4).

9.3.2   Arbeit in Kleingruppen (ca. 30 Minuten)

Jede Gruppe bearbeitete (s. Abb. 9.5) selbstständig jeweils vier zusammengehörende Aufgaben, die im bereitgestellten Material mit jeweils gleichen Farben markiert sind. Anfangs zeigten sich erste Unsicherheiten bei den Begrifflichkeiten, die durch die dann den entsprechenden Gruppen ausgehändigte Lösungskarte geklärt werden konnten. Mit der Zahl an bearbeiteten Aufgaben verfestigten sich dann die Inhalte, und zumeist bereitete die Berechnung der prädiktiven Werte nach der letzten Aufgabe keine Schwierigkeiten mehr. Sobald alle Lösungen der vier Aufgaben in die Lösungstabelle übertragen wurden (s. Abb. 9.6), sollten die Teilnehmer in der Gruppe erarbeiten, wie sich die Prävalenz bei gleichbleibender Sensitivität und Spezifität auf die prädiktiven Werte auswirkt.

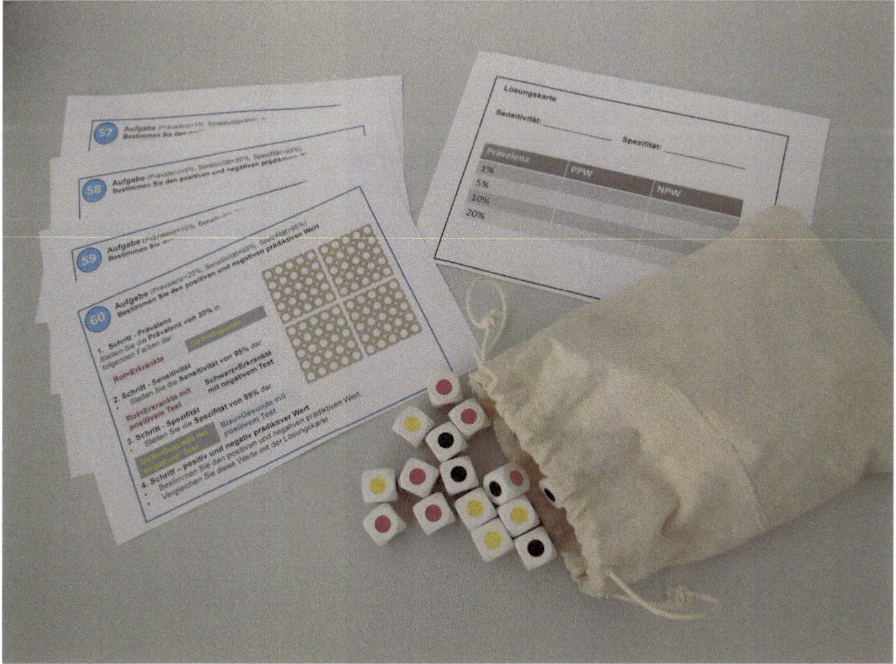

Abb. 9.4 Pro Gruppe ausgegebenes Übungsmaterial

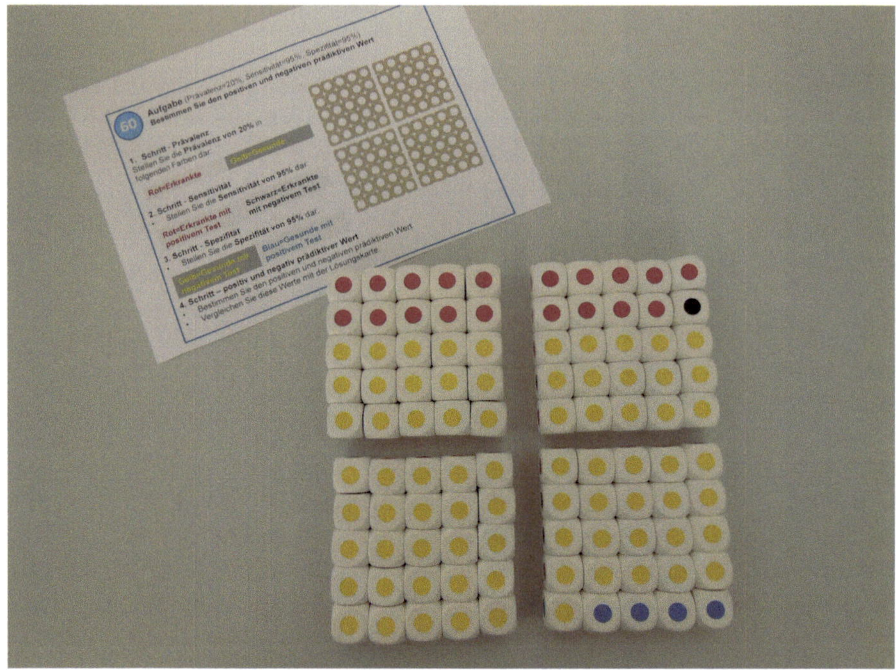

Abb. 9.5 Darstellung der Lösung einer exemplarischen Aufgabe mithilfe der Farbwürfel

9.3.3 Diskussion der Ergebnisse (ca. 10 Minuten)

Im Anschluss an die Arbeit in der Kleingruppe wurde im Plenum nochmals der Einfluss der Prävalenz auf die prädiktiven Werte gemeinsam erarbeitet. Als Fazit wurde zum einen die Erkenntnis festgehalten, dass kein diagnostischer Test hundertprozentige Sicherheit liefern kann. Zudem wurde anhand der Lösungstabellen die Tatsache abgeleitet, dass mit zunehmender Prävalenz bei gleichbleibender Sensitivität und Spezifität eines Testes der positiv prädiktive Wert ansteigt und der negative prädiktive Wert absinkt. Mithilfe der Übung haben sich die Teilnehmer veranschaulicht, dass in Kollektiven mit hoher Prävalenz ein positives Testergebnis verlässlicher ist als in einer Population mit niedriger Prävalenz.

9.4 Diskussion und Ausblick

Durch die aktivierende Übung konnte erreicht werden, dass die Teilnehmer einerseits die Bedeutung der Gütekriterien diagnostischer Tests gefestigt haben und andererseits den Zusammenhang zwischen der Prävalenz und den prädiktiven Werten selbst aus

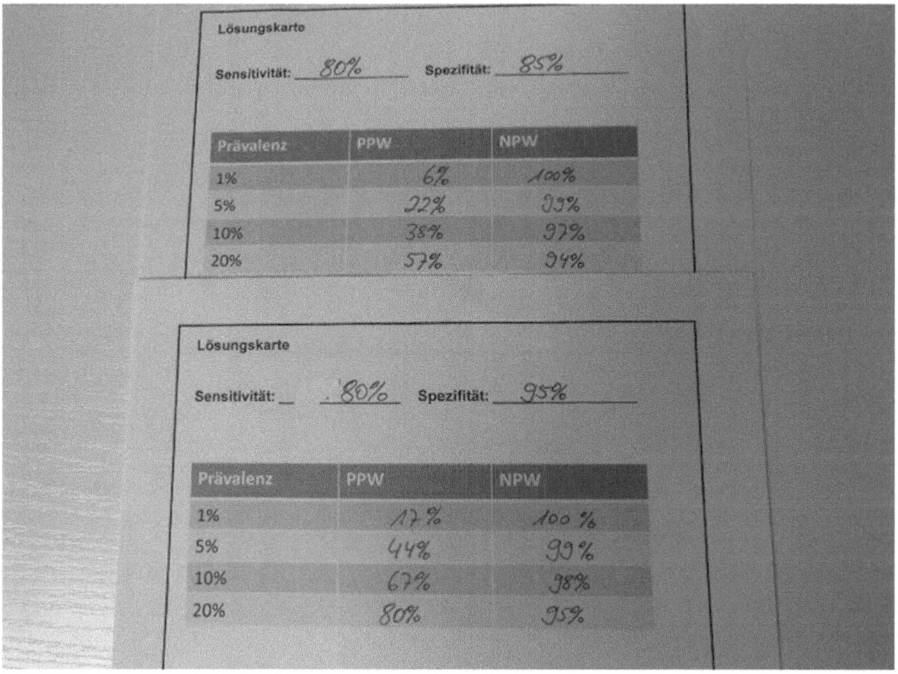

Abb. 9.6 Lösungstabellen zum Erarbeiten der Zusammenhänge zwischen den statistischen Gütekriterien

ihren Ergebnissen ableiten konnten. Durch das Durchrechnen von vier Aufgaben in den Kleingruppen und die visuelle Darstellung anhand der Farbwürfel bzw. der selbst zu kolorierenden Farbkarten konnten Unsicherheiten in Bezug auf die Begrifflichkeiten Prävalenz, Sensitivität und Spezifität ausgeräumt werden. Auch die Verwendung der unüblichen Übungsmaterialien in Form der Farbwürfel hat Interesse bei den Teilnehmern geweckt.

Allerdings entstehen für die Version Würfel zunächst relativ hohe Anschaffungskosten, die sich erst durch den regelmäßigen Einsatz des Übungsmaterials relativieren. Aus diesem Grund wurde das Übungsmaterial so erstellt, dass anstelle der Farbwürfel auch problemlos Kopien zum Selbstausmalen verwendet werden können. Benötigt werden in diesem Fall lediglich Buntstifte in vier Farben, die die Teilnehmer in aller Regel selbst mitbringen.

Gütekriterien diagnostischer Tests werden sowohl in medizinischen als auch in den meisten gesundheitswissenschaftlichen Studiengängen gelehrt. Das hier beschriebene Lehrmaterial bietet hierzu eine anschauliche Ergänzung zum theoretischen Hintergrund und zeichnet sich dadurch aus, dass für die Version Stifte lediglich die zur Verfügung gestellten Aufgabenkarten und die Lösungstabellen ausgedruckt werden müssen und danach direkt eingesetzt werden können. Zudem wurden die Materialien bereits in einem

Schulprojekt eingesetzt und eignen sich auch für Schüler ab Jahrgangsstufe 11. Allerdings muss auch hier eine Einführung in die Begrifflichkeiten vorab erfolgen.

Anhang

Folgende elektronische Materialien zu diesem Beitrag finden Sie online:

- Anhang 1: Präsentationsfolien zur Einführung und Erklärung der Übung,
- Anhang 2: 60 Aufgabenkarten mit Lösungen,
- Anhang 3: Muster Lösungstabelle.

Geraldine Rauch

Zusammenfassung

Diagnostische Tests zur Identifizierung von Krankheiten spielen im Rahmen von diagnostischen Studien eine zentrale Rolle. Ein binärer diagnostischer Test trifft anhand eines vorher festgelegten Kriteriums eine Vorhersage darüber, ob ein Patient von einer bestimmten Krankheit betroffen ist. Die Güte eines solchen diagnostischen Tests wird dabei anhand verschiedener statistischer Kenngrößen gemessen, zu denen sowohl die Sensitivität und die Spezifität gehören als auch die prädiktiven Werte. Das Thema der diagnostischen Gütemaße findet als Unterrichtseinheit im Rahmen der meisten Biometrievorlesungen im Humanmedizinstudium statt. Aber auch in anderen Studiengängen sind diese Inhalte von Interesse, etwa in der Zahnmedizin, der Tiermedizin, Studiengängen zu anderen Gesundheitsberufen oder in der Medizinischen Informatik. Eine Unterrichtseinheit zu diesem Themenkomplex kann daher in unterschiedlichen Kontexten verwendet werden.

Grundsätzlich begegnen die Lernenden dem Fach der medizinischen Biometrie oft mit einer gewissen Skepsis – die Medizinische Biometrie ist in den oben genannten Studiengängen ein reines Anwendungsfach, und die intrinsische Motivation der Studierenden ist daher meist gering. Daher ist es von zentraler Wichtigkeit, die Studierenden für biometrische Inhalte zu begeistern und Spaß am Umgang mit der Thematik zu erzeugen. Hierfür eignen sich hervorragend spielerische Unterrichtselemente, die Interesse und Freude erwecken und zugleich die Studierenden zum Mitmachen animieren.

G. Rauch (✉)
Institut für Medizinische Biometrie und Epidemiologie,
Universitätsklinikum Hamburg-Eppendorf
Martinistr 52, 20251 Hamburg, Deutschland
E-Mail: g.rauch@uke.de

© Springer-Verlag GmbH Deutschland 2017
R. Vonthein et al., *Zeig mir mehr Biostatistik!*,
https://doi.org/10.1007/978-3-662-54825-7_10

Unter Kindern ist es eine gängige Praxis, im Supermarkt an den zum Verkauf ausgestellten Überraschungseiern zu rütteln, um so möglichst präzise vorherzusehen, ob sich in dem Ei eine der heißbegehrten Sammelfiguren befindet. Die Prävalenz für ein solches Ereignis ist nicht allzu groß – nur in einem von sieben Eiern findet sich tatsächlich eine Sammelfigur. Aber wie gut funktioniert dieser „Rütteltest" eigentlich? Um dieser Frage nachzugehen, gelangt man vom Supermarkt direkt in die Welt der diagnostischen Studien. Neugierig geworden? Die Neugierde ist der erste Schritt auf dem Weg dazu, Neues zu lernen.

10.1 Einleitung

Im Folgenden wird der Ablauf einer Unterrichtseinheit zum Thema „Gütemaße eines diagnostischen Tests" beschrieben, welche flexibel und ohne viel Vorbereitung eingesetzt werden kann. Zentrales Element dieser Unterrichtseinheit ist die Durchführung einer eigenen diagnostischen Studie im Unterricht anhand von Überraschungseiern. Die beschriebene Unterrichtseinheit zu dem genannten Themenkomplex kann in vielen unterschiedlichen Studiengängen und Lehrveranstaltungen eingesetzt werden und wurde auch bereits an unterschiedlichen Zuhörergruppen erprobt.

10.2 Methodik

10.2.1 Benötigtes Material

Für die im Folgenden beschriebene Unterrichtseinheit wird pro Studierendem ein Überraschungsei benötigt, s. Abb. 10.1. Ein Ei kostet im Supermarkt bis zu 90 Cent. Damit belaufen sich die anfallenden Kosten für eine Lehrveranstaltung von 50 Studierenden auf ca. 40 Euro. Die Materialkosten sind somit relativ hoch. Aus diesem Grund wird die hier vorgestellte Unterrichtseinheit für kleine bis mittlere Gruppen bis etwa 50 Studierende empfohlen. Sofern die Materialkosten erstattet werden, kann das vorgeschlagene Experiment aber auch einfach auf deutlich größere Gruppen übertragen werden.

Darüber hinaus sollte der Lehrende eine Folie oder einen Ausdruck zu der aktuellen Sammelfigur-Serie dabei haben (zu finden unter http://www.kinderueberraschung.de). Derzeit (Stand Oktober 2016) gibt es z. B. die Sammelserie zum Film *Findet Dorrie*, bestehend aus acht Figuren (Wal, Hai, Oktopus, Otter, Krabbe, Nemo, Dorrie, Marlin).

10.2.2 Vorausgesetzes Vorwissen der Studierenden

Für die Durchführung der im Folgenden beschriebenen diagnostischen Studie sollten die Studierenden mit den Grundlagen diagnostischer Tests vertraut sein. Die Studierenden

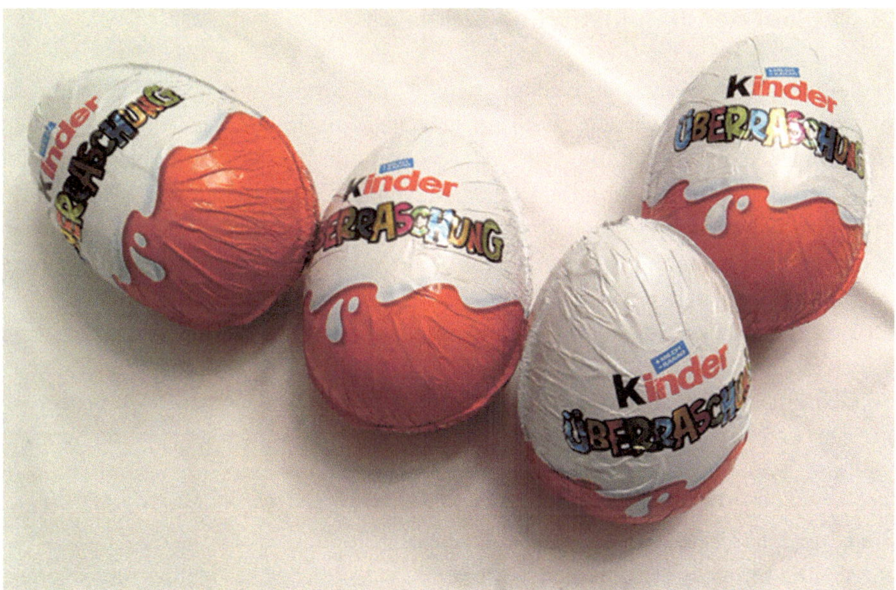

Abb. 10.1 Benötigtes Unterrichtsmaterial (Marken sind eingetragene Warenzeichen)

müssen insbesondere den Begriff des binären diagnostischen Tests kennen, welcher anhand eines vorher festgelegten Kriteriums entscheidet, ob der Patient als krank oder als gesund diagnostiziert wird. Selbstverständlich muss es sich bei der Vorhersage des Tests nicht zwangsläufig um einen Krankheitsstatus handeln. So gibt es z. B. auch diagnostische Tests, welche vorhersagen möchten, ob ein Patient auf eine bestimmte Therapie anspricht oder nicht. Die Studierenden sollten weiterhin wissen, dass der Test eine Vorhersage macht, welche nicht unbedingt der Wahrheit entsprechen muss. Den wahren Krankheitsstatus liefert eine gut etablierte Referenzdiagnostik, welche als Goldstandard bezeichnet wird. Die Ergebnisse einer diagnostischen Studie zur Untersuchung eines diagnostischen Tests anhand eines gegebenen Patientenkollektivs werden üblicherweise in einer Vierfeldertafel dargestellt, entsprechend Abb. 10.2. Auch hiermit sollten die Studierenden vertraut sein.

Die Studierenden sollten bereits eine kurze Einführung zu den folgenden diagnostischen Gütemaßen erhalten haben: Sensitivität, Spezifität, positiver und negativer prädiktiver Wert. Insbesondere sollte der Zusammenhang zwischen prädiktiven Werten und Krankheitsprävalenz bekannt sein. Darüber hinaus sollte der Satz von Bayes vorausgesetzt sein und wie dieser genutzt werden kann, um anhand von Sensitivität, Spezifität und Prävalenz die prädiktiven Werte zu berechnen. Nützlich ist auch, wenn bereits diskutiert wurde, warum die prädiktiven Werte in der Regel nicht direkt aus einer Stichprobe geschätzt werden können, sofern diese nicht die wahre Populationsprävalenz widerspiegelt.

10.2.3 Ablauf der diagnostischen Studie

Die Studierenden sollen eine eigene diagnostische Studie zur Untersuchung der Güte des „Rütteltests" durchführen. Zunächst wird der Rütteltest als binärer diagnostischer Test zur Vorhersage einer Sammelfigur vom Lehrenden vorgestellt. Zur Durchführung des Rütteltests wird das Überraschungsei an ein Ohr gehalten und sanft geschüttelt. Anhand des Klangs des im Ei hin und her geschüttelten Inhalts soll der Studierende nun vorhersagen, ob es sich um eine Sammelfigur der aktuellen Serie handelt oder nicht. Diese Vorhersage muss schriftlich festgehalten werden.

Nach Erläuterung des Ablaufs der Studie zeichnet der Lehrende zunächst eine leere Vierfeldertafel entsprechend Abb. 10.3 an die Tafel. Anschließend erhält jeder Studierende ein Ei und führt den Rütteltest durch. Die Überraschungseier werden aber noch nicht geöffnet. Der Lehrende fragt im Anschluss per Handzeichen ab, wer glaubt eine Sammelfigur gehört zu haben, und wer vermutet, dass es sich nicht um eine Sammelfigur handelt. Die entsprechenden Anzahlen von Meldungen werden in der Vierfeldertafel als Summe aller Studierenden mit positiven und bzw. negativen Rütteltests dokumentiert.

Im Anschluss öffnen die Studierenden ihr Ei. Das Öffnen des Eis ist hier die Referenzdiagnostik, also der Goldstandard. Die Studierenden überprüfen nun, ob ihre Vorhersage richtig war. Wieder fragt der der Lehrende im Anschluss ab, welche der Studierenden, die vorab glaubten eine Sammelfigur gehört zu haben, nun auch tatsächlich eine gefunden haben, und welche derer, die nicht an eine Sammelfigur glaubten, hiermit richtig lagen. Die Ergebnisse werden in der Vierfeldertafel ergänzt (s. Abb. 10.3).

Anhand der fertig ausgefüllten Vierfeldertafel sollen die Studierenden nun zunächst die Sensitivität und Spezifität des Rütteltests berechnen. Im Anschluss sollte der Lehrende eine Diskussion moderieren, wie die Prävalenz für eine Sammelfigur geschätzt werden kann. Aus der Werbung ist klar – die wahre Prävalenz ist ein Siebtel. Aber ist die beobachtete Prävalenz in der Stichprobe ebenfalls (zumindest ungefähr) ein Siebtel? Dies ist meist bei Weitem nicht der Fall, vermutlich da nicht alle Chargen von Überraschungseiern

	Test liefert positive Diagnose	Test liefert negative Diagnose	
Goldstandard tatsächlich positiv	Summe aller Patienten mit **richtig positiver Diagnose**	Summe aller Patienten mit **falsch negativer Diagnose**	Summe aller tatsächlich positiven Patienten
Goldstandard tatsächlich negativ	Summe aller Patienten mit **falsch positiver Diagnose**	Summe aller Patienten mit **richtig negativer Diagnose**	Summe aller tatsächlich negativen Patienten
	Summe aller Test-positiven Patienten	Summe aller Test-negativen Patienten	

Abb. 10.2 Vierfeldertafel eines binären diagnostischen Tests

	Rütteltest positiv Diagnose „Sammelfigur"	Rütteltest negativ Diagnose „keine Sammelfigur"	
Goldstandard „offenes Ei" zeigt Sammelfigur	Summe aller Studierenden mit **richtig** positiver Diagnose	Summe aller Studierenden mit **falsch** negativer Diagnose	Summe aller Eier mit Sammelfigur
Goldstandard „offenes Ei" zeigt keine Sammelfigur	Summe aller Studierenden mit **falsch** positiver Diagnose	Summe aller Studierenden mit **richtig** negativer Diagnose	Summe aller Eier ohne Sammelfigur
	Summe aller Studierenden mit positiven Rütteltests	Summe aller Studierenden mit negativen Rütteltests	

Abb. 10.3 Vierfeldertafel eines binären diagnostischen Tests

gleichviele Sammelfiguren enthalten. Dies bietet eine gute Gelegenheit zu erklären, warum es in der Regel falsch ist, prävalenzabhängige Gütemaße wie die prädiktiven Werte aus einer Stichprobe zu schätzen. Stattdessen können die prädiktiven Werte anhand der Bayes-Formel berechnet werden für eine angenommene Prävalenz von einem Siebtel.

10.2.4   Medizinische Analogie zu den Überraschungseiern

Obwohl der Rütteltest zur Vorhersage einer Sammelfigur bereits dem Prinzip eines klassischen binären diagnostischen Tests entspricht, so kann das Experiment gerade für Studierende im Bereich der Medizin oder des Gesundheitswesens doch als Illustration relativ abstrakt erscheinen. Aus diesem Grund kann es hilfreich sein, gleich zu Beginn des Experiments eine geeignete medizinische Analogie herzustellen. So kann der Lehrende das Überraschungsei direkt mit einer eiförmigen Geschwulst vergleichen. Es gilt anhand eines geeigneten diagnostischen Tests herauszufinden, ob die Geschwulst gutartig ist (Sammelfigur, Vergleich Abb. 10.4 links) oder bösartig (nutzloses, kleinteiliges Spielzeug, Vergleich Abb. 10.4 rechts).

10.3   Beispielanwendung

Die hier vorgestellte diagnostische Überraschungsei-Studie wurde bereits in verschiedenen Veranstaltungen an unterschiedlichen Zuhörergruppen erprobt. Zum einen wurde das Experiment im Rahmen der Vorlesung „Epidemiologie, Medizinische Biometrie und Medizinische Informatik" des Heidelberger Studiengangs zur Humanmedizin durchgeführt. In dieser Vorlesung sitzen 40–50 Studierende. Darüber hinaus wurde die Unterrichtseinheit

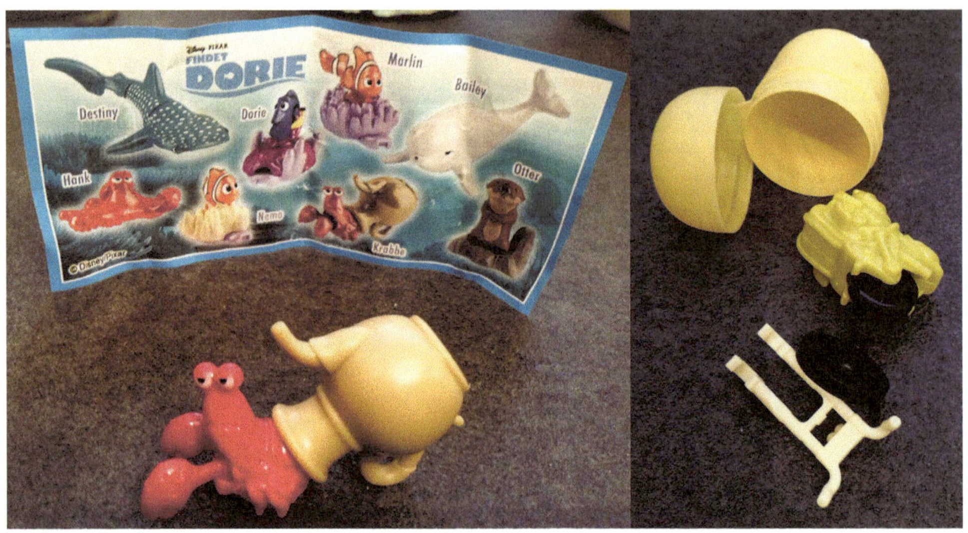

Abb. 10.4 „Gutartige" Sammelfigur und „bösartiges" kleinteiliges Spielzeug
   Der Rütteltest entspricht in dieser Analogie einem ersten Befund durch den Arzt, der die
Geschwulst von außen untersucht. Das Öffnen des Überraschungseis entspricht dann dem Gold-
standard der pathologischen Histologie.

im Rahmen eines Workshops der Arbeitsgruppe „Lehre und Didaktik der Biometrie" der
Deutschen Region der Internationalen Biometrischen Gesellschaft erprobt, s. Abb. 10.5.
Der Teilnehmerkreis des Workshops bestand aus Hochschuldozenten, die regulär im Fach
Biometrie unterrichten. Somit liegen Erfahrungen in der Anwendung für unterschiedliche
Zuhörergruppen und Altersklassen vor. Die Resonanz war im Rahmen dieser Beispielan-
wendungen durchweg positiv.

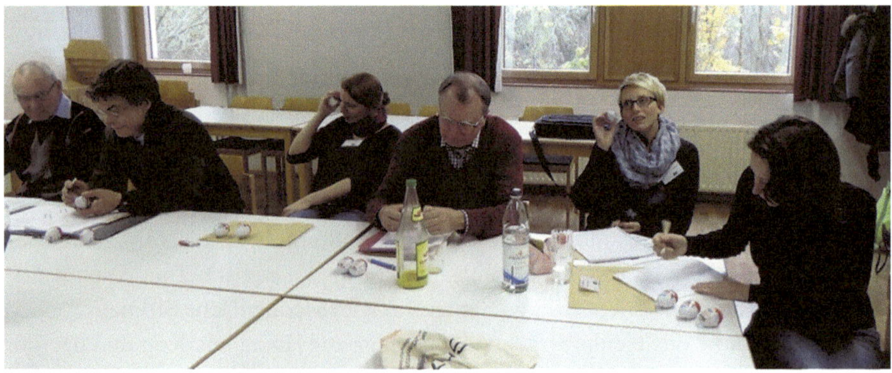

Abb. 10.5 Rütteltest in der praktischen Anwendung

10.4   Diskussion und Ausblick

Die hier vorgestellte experimentelle diagnostische Studie anhand von Überraschungseiern lässt sich ohne viel Vorbereitung und Aufwand für unterschiedliche Altersklassen und Zielgruppen einsetzen. Exemplarische Erfahrungen mit verschiedenen Alters- und Zielgruppen wurden in Abschn. 10.3 näher beschrieben. Wie bereits von Rauch (2014) dargestellt, werden spielerische Elemente im Unterricht auch von erwachsenen Zuhörern sehr gut angenommen. Wichtig ist dabei, dass das Spielerische nicht allein im Vordergrund steht, sondern auch von handfesten Inhalten begleitet wird. Selten finden Lernende etwas albern, wenn sie gleichzeitig von der Übung geistig herausgefordert sind, s. Rauch (2014). Darüber hinaus ist es aber auch für den Lehrenden spannend, neue experimentelle Unterrichtseinheiten auszuprobieren. Überraschungsei-Figuren werden außerdem nicht nur von Kindern, sondern auch von so manchem Erwachsenen gesammelt. Die Voraussetzungen für eine mitreißende Unterrichtseinheit zu diagnostischen Gütemaßen sind also hervorragend. Einfach ausprobieren!

Literatur

Rauch G (2014) Bärchen-Biometrie: Biometrie zum Anschauen, Erleben und Aufessen. In: Rauch G, Muche R, Vonthein R (Hrsg) Zeig mir Biostatistik! – Ideen und Material für einen guten Biometrie-Unterricht, Springer-Verlag, Heidelberg

Teil IV

Kritisches Lesen von Publikationen

Jessica Brensing und Iris Burkholder

Zusammenfassung

Recherchieren von Informationen im Internet ist heute für viele Menschen und insbesondere in der Generation der Schüler und Studierenden alltäglich. Jedoch kann es im Bestreben nach wirksamen Schlagzeilen zu verzerrten Darstellungen von Gesundheitsinformationen kommen, weshalb es wichtig ist, ihre Qualität bzw. die der publizierten Gesundheitsinformation zugrunde liegende(n) empirische(n) Studie(n) zu hinterfragen.

In diesem Kapitel wird eine Übungseinheit vorgestellt, die es ermöglicht, ausgehend von einer Alltagssituation die relevanten Aspekte einer klinischen Studie zu diskutieren. Einerseits wird dadurch ein tiefergehendes Verständnis der Qualitätskriterien empirischer Studien ermöglicht, andererseits werden die Teilnehmenden für Qualitätsunterschiede von in Massenmedien publizierten Gesundheitsinformationen sensibilisiert.

Um die Bedeutsamkeit dieser Qualitätskriterien zu veranschaulichen, werden Beispielartikel vorgestellt, bei denen Verzerrungen in der Informationsdarstellung vorkommen. Anschließend werden die Verzerrungen gemeinsam in der Gruppe erarbeitet, um die Diskrepanz zwischen Originalquelle und Sekundärartikeln zu verdeutlichen.

Zusätzliches Lehrmaterial zur einfachen Anwendung der eingereichten Unterrichtsideen steht auf der Springer-Homepage http://www.springer.com/978-3-662-54824-0 zur Verfügung.

J. Brensing (✉) · I. Burkholder
Department Gesundheit und Pflege, Hochschule für Technik und Wirtschaft Saarbrücken
Goebenstraße 40, 66117 Saarbrücken, Deutschland
E-Mail: jessica.brensing@htwsaar.de

I. Burkholder
E-Mail: iris.burkholder@htwsaar.de

© Springer-Verlag GmbH Deutschland 2017
R. Vonthein et al., *Zeig mir mehr Biostatistik!*,
https://doi.org/10.1007/978-3-662-54825-7_11

Diese Übung kann auf beliebige Themen angewendet werden, das Internet bietet sich aufgrund der häufigen Nutzung, der Schnelligkeit der Schlagzeilen und der leichten Zugänglichkeit von Artikeln dafür besonders an.

Da es sich hierbei um durchaus komplexe Sachverhalte handeln kann, ist diese Übung für SchülerInnen der Oberstufe und Studierende geeignet. Die Prinzipien klinischer Studien müssen vorher bereits vermittelt worden sein.

11.1 Einleitung

Viele wissen, dass sie generell kritisch gegenüber reißerischen Schlagzeilen sein sollten, aber gerade in Verbindung mit dem Anführen von Ergebnissen wissenschaftlicher Studien ist man eher geneigt, den Schlussfolgerungen eines Artikels zu glauben.

Dies gilt wohl auch für die Darstellung von Gesundheitsinformationen. Mit dem Begriff der Gesundheitsinformationen sind hier Informationen bezüglich des allgemeinen Wissens über Gesundheit und Erkrankungen, Gesundheitserhaltung und medizinische Maßnahmen gemeint (Deutsches Netzwerk Evidenzbasierte Medizin 2015, S. 6). Für die Darstellung solcher Informationen gibt es durch den Presserat klare Regeln, die in Ziffer 14 besagen, dass sensationelle Darstellungen, die zu unangebrachten Hoffnungen oder Ängsten führen könnten, zu vermeiden sind (Presserat 2016).

Gerade das Internet zeichnet sich jedoch durch eine gewisse Kurzlebigkeit von Schlagzeilen aufgrund des Zieles beständiger Aktualisierung aus, sodass die Zeit für intensive Recherchen möglicherweise nicht immer gegeben ist und Schlagzeilen sich abheben müssen, um im Konkurrenzdruck zu bestehen. Aber gerade das Internet spielt in der Informationsrecherche auch für Gesundheitsthemen eine nicht zu vernachlässigende Rolle. In einer Studie über die Nutzung von Medien für Gesundheitsthemen gaben 38 % der 1728 Befragen an, das Internet zu nutzen (Baumann und Czerwinski 2015, S. 63). Für das Jahr 2015 ermittelte das Statistische Bundesamt 40 Millionen Menschen, die sich im Internet über Gesundheitsthemen informierten (Statistisches Bundesamt 2016). Die zunehmende Zahl an Informationsrecherchen im Internet durch Patienten wurde ebenfalls in einer Studie über die Sicht der Ärzte (Bittner 2016) bestätigt.

Dabei stellt das Finden, Verstehen und Bewerten als Teil der Gesundheitskompetenz (Sørensen et al. 2012) eine besondere Herausforderung dar. In einer Befragung mit insgesamt 1959 gesetzlich Krankenversicherten wiesen ca. 60 % eine unzureichende oder problematische Gesundheitskompetenz auf (Zok 2014, S. 11). Daher ist es enorm wichtig, bereits jungen Lernenden biometrische Prinzipien wie z. B. die Qualitätskriterien klinischer Studien zu vermitteln, um den Prozess des Verstehens und Bewertens von Gesundheitsinformationen zu stärken.

Die hier vorgestellte Übungseinheit wurde im Rahmen von Schülertagen an der Hochschule für Technik und Wirtschaft (htw saar) konzipiert. Dabei wurde die 11. Jahrgangsstufe (ca. 75 Schüler, unterteilt in zwei Gruppen) eines Berufsbildungszentrums an die Hochschule eingeladen, um anwendungsorientiert und ohne statistische Vorkenntnisse erste Prinzipien der Wahrscheinlichkeitsrechnung sowie Qualitätsmerkmale klinischer Studien zu erlernen. Dazu kam jede Gruppe für einen Tag an die htw saar. Die hier vorgestellte

Übung bildete jeweils den Abschluss des Schülertages. Dabei war es Ziel, das vorher erworbene Wissen auf alltagsbezogene Aktivitäten zu transferieren.

Die Veranstaltung mit je 30 bis 35 Personen dauerte ungefähr 120 Minuten. Sie kann jedoch ohne Weiteres durch eine leichte Umstrukturierung (Variante 2) auf 90 Minuten reduziert werden.

Diese Übung kann ebenfalls im Rahmen studentischer Lehrveranstaltungen eingesetzt werden, wenn die Qualitätsmerkmale klinischer Studien bereits vermittelt wurden.

11.2   Methodik

11.2.1   Ablauf des Programms

Das Programm kann in zwei Versionen durchgeführt werden, nachfolgend als Variante 1 und Variante 2 bezeichnet. Durchgeführt wurde bisher lediglich Variante 1, Variante 2 lag zum Zeitpunkt der Publikationserstellung lediglich als Planung vor.

Variante 1 (Dauer 2–3 Unterrichtsstunden)
Das Programm beginnt mit einer kurzen Hinführung zu einer gesundheitsbezogenen Frage, wie man sie sich vielleicht aus irgendeinem Anlass schon gestellt hat, und der Schlagwortsuche im Internet. Anschließend werden die Treffer (Trefferartikel) der ersten Seite(n) gezeigt (Dauer ca. 5–10 Minuten). Von den Treffern werden diejenigen Artikel ausgewählt, die auf derselben (wissenschaftlichen) Quelle (Quellenartikel) beruhen. Daraufhin werden die Teilnehmenden in Gruppen aufgeteilt, von denen jede Gruppe einen Trefferartikel liest und die Aussagen mithilfe eines Posters (A0) grafisch darstellt sowie eine Bewertung anhand eigener Kriterien bzw. einer Checkliste vornimmt.

Im Anschluss werden die Poster von den einzelnen Gruppen vorgestellt und eine Zusammenfassung der verschiedenen (vermeintlichen) Fakten/Vermutungen sowie die gewählten Kriterien dargelegt. Auf diese Weise können Unterschiede und Gemeinsamkeiten zwischen den verschiedenen Trefferartikeln dargestellt werden.

Danach wird eine Kurzzusammenfassung des den Publikationen zugrunde liegenden wissenschaftlichen Artikels an alle Gruppen ausgeteilt, anhand derer die Gruppen die jeweilige Übereinstimmung an Fakten und Schlussfolgerungen der Trefferartikel mit dem Quellenartikel vergleichen und diskutieren können. Die Ergebnisse an Übereinstimmungen und Unterschieden werden gemeinsam zusammengetragen.

Zum Abschluss wird ein Resümee bezüglich der gefundenen Unterschiede gezogen und die allgemein gängigen Qualitätskriterien für die Darstellung von Gesundheitsinformationen (orientiert an Deutsches Netzwerk Evidenzbasierte Medizin 2015; Nebling 2015; Sänger et al. 2006; TKK, 2015) vorgestellt. Außerdem wird ein methodisches Schema vorgestellt, wie man im Internet allgemein bei der Informationssuche vorgehen kann.

Im Anhang sind sowohl einige Leitfolien der begleitenden Lehrpräsentation als auch die Checkliste für die Gruppenarbeit zu finden. In der folgenden Abb. 11.1 ist der Ablauf zum besseren Verständnis nochmals schematisch dargestellt.

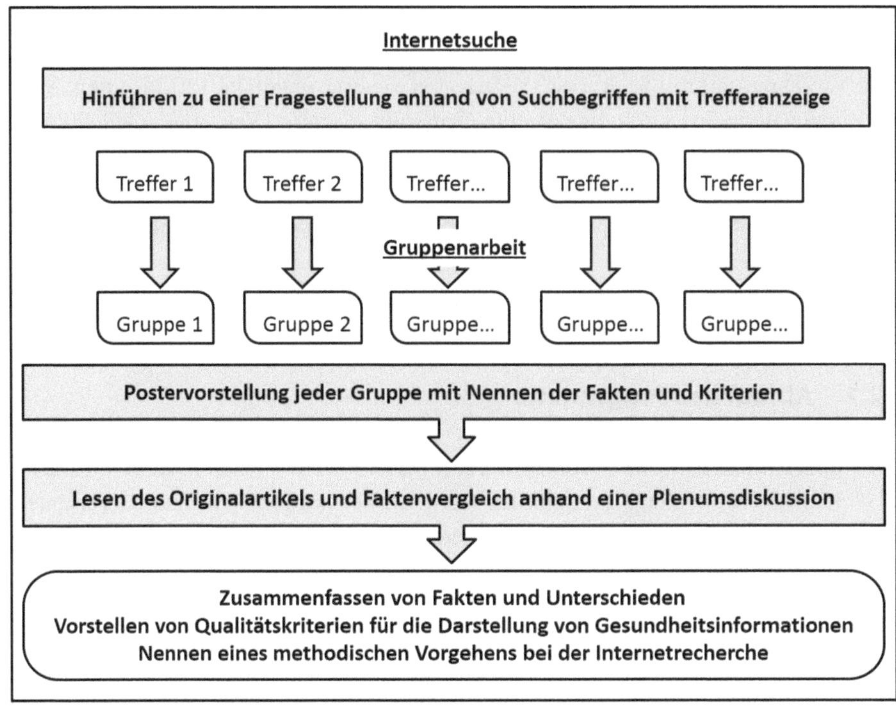

Abb. 11.1 Schematische Darstellung von Variante 1

Variante 2 (Dauer ca. 2 Unterrichtsstunden)

Alternativ können zunächst einzelne Schlagzeilen verschiedener Artikel gezeigt und gemeinsam im Plenum hinsichtlich ihres Sensationsgrades und der Glaubwürdigkeit diskutiert werden (Dauer 10–20 Minuten). Dabei ist es sinnvoll, Artikel zu wählen, die jeweils einen wissenschaftlichen Hintergrund haben, um klar die Unterschiede zwischen Ergebnissen klinischer Studien und deren Publikation außerhalb der Fachmedien aufzuzeigen. Die Themen können dabei vielfältig gewählt werden.

Anschließend werden die TeilnehmerInnen in Gruppen aufgeteilt, und jede Gruppe bearbeitet einen Artikel anhand der vorgegebenen Checkliste (ca. 30 Minuten). Dabei müssen die Gruppen überlegen, welche Abweichungen vorgekommen sein könnten und wie eine Studie aussehen müsste, um die im Artikel genannten Fakten zu überprüfen. Dadurch wird das erworbene Wissen über klinische Studien erinnert und auf ein konkretes Thema angewandt.

Die Ergebnisse der Gruppenarbeit werden mithilfe von Postern dargestellt, wobei jede Gruppe ihr eigenes Poster vorstellt (Dauer jeweils ca. 5 Minuten). Nach jedem Poster werden mögliche Abweichungen/Schwierigkeiten aufgezeigt. Im Anschluss an die Postervorstellungen werden diese nochmals wiederholt und allgemein gängige Qualitätskriterien für die Darstellung von Gesundheitsinformationen vorgestellt (orientiert an Deutsches Netzwerk Evidenzbasierte Medizin 2015; Nebling 2015; Sänger et al. 2006). Außerdem

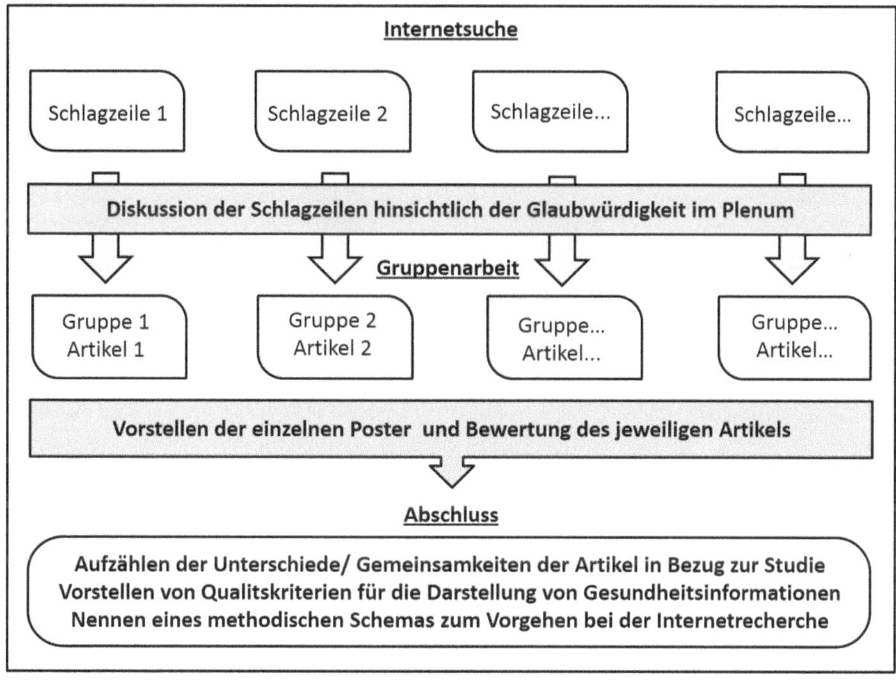

Abb. 11.2 Schematische Darstellung von Variante 2

wird kurz erläutert, wie man systematisch bei der Internetrecherche vorgehen kann. Abb. 11.2 zeigt das Ablaufschema der Übung.

11.2.2 Lehrmaterial

Folgendes Lehrmaterial wird benötigt:

- erstellte Präsentation,
- Zugänglichkeit zu Treffer- und Originalartikel.

11.2.3 Raumausstattung

Der Raum sollte von ausreichender Größe und Bestuhlung für alle Teilnehmenden sein, wobei es günstig ist, wenn Aufsteller für die Aushängung der Poster zur Verfügung stehen und diese im Raum auch gut platziert werden können. Außerdem sollte genügend Platz sein, um Tische für eine einfachere Gruppenarbeit ggf. zusammenzustellen. Für die Präsentation ist ein Beamer vonnöten, der verwendete PC muss über keine spezielle Software verfügen. Falls die Möglichkeit besteht, ist ein Tablet mit Software für handschriftliche

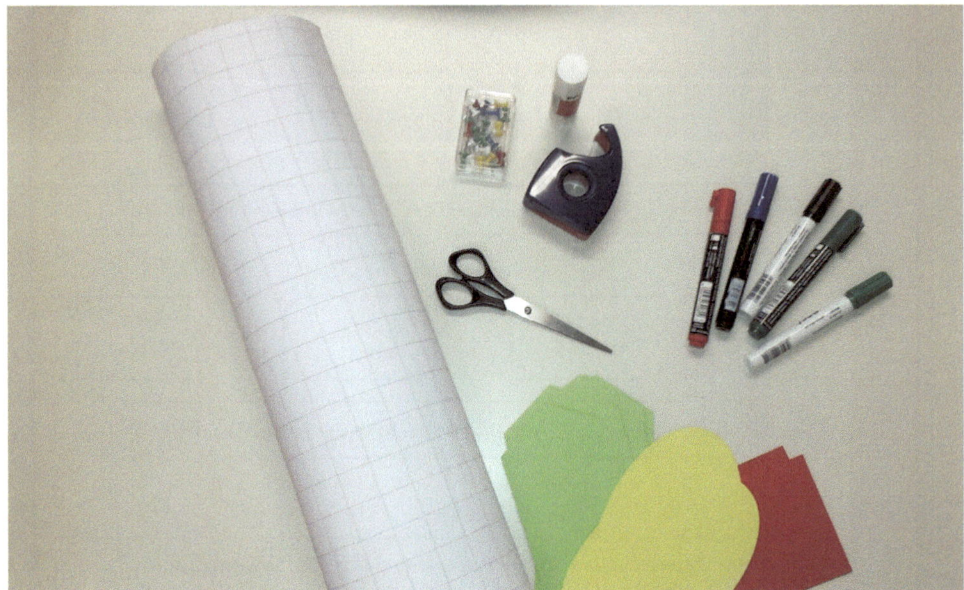

Abb. 11.3 Benötigte Zusatzmaterialien für die Gruppenarbeit

Notizen von Vorteil, um während der Zusammentragung der Ergebnisse diese direkt in die Präsentation einzufügen.

11.2.4 Zusatzmaterial

Für die Erstellung der Poster wird benötigt (s. Abb. 11.3):

- Flipchartpapier oder Ähnliches,
- dicke mehrfarbige Filzstifte,
- eventuell vorher ausgeschnittene Symbole für die Poster, Kleber zum Aufkleben,
- Pins oder Klebeband,
- ggf. Aufsteller oder ähnliche Möglichkeiten zum Aufhängen.

11.3 Beispielanwendung Variante 1

Hat Rotwein ähnliche Effekte wie Sport?

Viele, die im Internet nach Informationen suchen, verwenden hierzu Google, der unbestrittener Marktführer ist (94 %, Statista 2016). Daher wurde für dieses Beispiel auch Google als Suchmaschine gewählt. Oft bietet Google bereits Schlagwortkombinationen an, nach denen bereits häufig gesucht wurde, sodass möglicherweise häufiger diese vorgeschlagenen Wortkombinationen gewählt werden. Aus diesem Grund wurde hier ebenfalls so vorgegangen.

Dabei wurde ein Thema gewählt, das nicht nur die Jugendlichen interessieren könnte, die im Rahmen einer Schülerveranstaltung an die Hochschule gekommen waren, sondern um das sich geradezu Mythen ranken, nämlich Rotweingenuss und seine vermeintlichen Vorteile, speziell hier im Zusammenhang mit Sport.

Das Erscheinen eines wissenschaftlichen Artikels (Dolinsky et al. 2012), in dem eine verbesserte Muskelstärke und Herzfunktion in Ratten durch zusätzliche Gabe von Resveratrol bei körperlichen Übungen gezeigt wurde, gab Anlass für eine ganze Reihe von Schlagzeilen. Als Frage wurde daher formuliert, ob Rotwein ähnliche Effekte wie Sport hat.

Als Schlagworte wurden „Rotwein" sowie die dann folgenden Google-Vorschläge „gesund" und „Sport" eingegeben (https://www.google.de/?gws_rd = ssl#q = rotwein+gesund+sport (zuletzt geöffnet am 06.09.2016, 13:24Uhr)). Einige der gefundenen Treffer, die auf dieser wissenschaftlichen Studie (Originalartikel) basieren, wurden als Trefferartikel ausgewählt, wobei andere Trefferartikel ebenfalls möglich gewesen wären. Die hier aufgeführten Artikel befanden sich zum damaligen Zeitpunkt auf den ersten zwei Seiten von Google:

- http://www.focus.de/gesundheit/videos/wissenschaftler-sind-sicher-ein-glas-rotwein-soll-so-effektiv-sein-wie-eine-stunde-sport-im-fitness-studio_id_5013002.html
- http://bessergesundleben.de/ist-ein-glas-rotwein-wirklich-so-effektiv-wie-eine-stunde-sport/
- http://www.sat1.de/ratgeber/sport-fitness/ausdauertraining/studie-zeigt-ein-glas-rotwein-kann-sport-ersetzen-101021
- http://www.stylebook.de/beauty/In-Studien-bewiesen-Ein-Glas-Rotwein-ist-so-effektiv-wie-Sport-708646.html
- http://www.fem.com/lifestyle/news/rotwein-soll-eine-stunde-sport-ersetzen

Unabhängig davon, ob es einen Link zur Originalquelle gegeben hat oder nicht, ist allen Artikeln gemeinsam, dass sie (wenn auch meist im Konjunktiv) behaupten, eine Studie hätte bewiesen, dass für Menschen (implizit, nicht näher spezifiziert) ein Glas Rotwein (oder zumindest das Resveratrol) so effektiv für Herz und Muskeln ist wie eine Stunde Sport (meist Fitnessstudio), wobei Resveratrol als Ursache genannt wird. Im Originalartikel ging es um Ratten und Resveratrol als Nahrungsergänzung zur Unterstützung des körperlichen Trainings. Nicht nur, dass eine implizite Übertragung auf Menschen stattgefunden hat (nirgendwo ist von Ratten die Rede), verblüffend ist auch, dass eine genaue Dosis sowohl für die Dauer des Sports als auch für den Verzehr von Rotwein angegeben wurde. Allerdings scheinen auch die Autoren der Trefferartikel dem nicht ganz zu trauen und verweisen häufig auf die Bedeutsamkeit von Sport oder die Nachteile von regelmäßigem Alkoholkonsum.

Dabei ist es schon bemerkenswert, dass so viele verschiedene Artikel nahezu gleichen Inhaltes existier(t)en. Dadurch könnte beim Suchenden möglicherweise der Eindruck der Glaubhaftigkeit verstärkt werden (nach dem Motto, wenn es viele sagen, wird es schon stimmen).

Im Anschluss an die Vorstellung der Frage wurde jeder Gruppe ein Artikel zum Lesen gegeben, welcher anhand einer vorbereiteten Checkliste (s. Anhang) von der Gruppe bewertet wurde. Enthalten waren Punkte wie Gefallen und das Nennen der für die Gruppe relevanten Kriterien. Darauf basierend hatten die Gruppen die Aufgabe, mithilfe von Flipchartpapier und anderen Materialien ein Poster vorzubereiten. Für das Erarbeiten des Posters wurden 30 Minuten Bearbeitungszeit gegeben. Auf diesem wurde entsprechend der Checkliste die Fakten und Vermutungen/Schlussfolgerungen des jeweiligen Artikels sowie die selbstgewählten Bewertungskriterien vorgestellt. Dabei konnte das Format der Präsentation (eine oder mehrere vortragende Personen) von der Gruppe selbst gewählt werden. Für jede Präsentation wurde ein Zeitraum von fünf Minuten gegeben. Am Ende der Präsentation hatte jede Gruppe die Aufgabe, ihre eigene persönliche Schlussfolgerung abzugeben, die sie aus dem bearbeiteten Artikel ziehen würden. Dabei waren folgende Möglichkeiten vorgegeben:

- Rotwein statt Sport,
- Rotwein + Sport,
- Resveratrol statt Sport,
- Resveratrol + Sport,
- nur Sport,
- gar nichts von beidem.

Es ist möglicherweise lohnenswert, die Lernenden an dieser Stelle die Wahl ihrer persönlichen Schlussfolgerung per Handzeichen nochmals angeben zu lassen und die Häufigkeit der jeweiligen Möglichkeit zu zählen (Auflösung später).

Nach den Postervorstellungen wurde die übersetzte Kurzzusammenfassung des Originalartikels allen Lernenden zum Lesen gegeben und darauffolgend im Plenum diskutiert. Insbesondere wurde hierbei auf die Aspekte Studienpopulation, Studiendesign und Fallzahl eingegangen. Dadurch konnten die Fakten der Originalliteratur mit den als Fakten vermittelten Aussagen der Trefferartikel verglichen werden. Die SchülerInnen wurden anschließend wieder gebeten, ihre persönlichen Schlussfolgerungen anzugeben, wobei die Häufigkeit der jeweiligen Möglichkeiten wieder gezählt wurde.

Durch einen Vergleich der Häufigkeiten der jeweiligen gewählten Schlussfolgerungen ist es möglich, die Meinungsänderung der Schülerinnen und Schüler grafisch darzustellen. Während möglicherweise am Anfang noch eine überwiegende Mehrheit für Resveratrol + Sport oder Rotwein + Sport gestimmt hat, könnte sich dies nach Vergleich der Fakten ändern.

Da bei Durchführung der Veranstaltung ein Zeitbudget von drei Stunden zur Verfügung stand, wurden anschließend wissenschaftliche Artikel vorgestellt, die die Befunde des ersten wissenschaftlichen Artikels infrage stellten. Dadurch wurde die Bedeutsamkeit der Aktualität von Artikeln und die Relativität von wissenschaftlichen Erkenntnissen verdeutlicht.

Zum Abschluss wurden die gefundenen Faktendarstellungen und Originalfakten nochmals vergleichend dargestellt, die Qualitätskriterien von Gesundheitsinformationen genannt und eine Methodik zum Vorgehen bei der Informationssuche im Internet vorgestellt.

11.4 Beispielanwendung Variante 2

Eine Inspirationsquelle für das Aufzeigen und Erläutern von Verzerrungen in der Darstellung von statistischen Informationen ist die Internetseite www.unstatistik.de, bei der auch immer wieder gesundheitsbezogene Artikel als Thema aufgegriffen werden.

Für die Durchführung von Variante 2 werden zunächst die Schlagzeilen einiger Artikel einzeln gezeigt, die sich zur Diskussion im Plenum anbieten und von denen zwei unter unstatistik.de bereits thematisiert wurden (Dauer insgesamt 10–20 Minuten). Möglich wären beispielsweise:

- Wissenschaftler sind sicher: Ein Glas Rotwein soll so effektiv sein wie eine Stunde Sport im Fitnessstudio (focus.de, 14.10.2015),
- Googeln mit dem Smartphone macht denkfaul (gesundheitsstadt-berlin.de, 10.03.2015),
- Kaffee soll das Leben verlängern (Augsburger Allgemeine, 12.02.2016).

Im Anschluss daran werden Gruppen gebildet und jede Gruppe erhält einen Artikel zur Bearbeitung mithilfe der vorgegebenen Checkliste. Dabei soll überlegt werden, wie eine Studie aussehen könnte, um für den im Artikel bzw. in der Überschrift genannten Fakt einen Nachweis erbringen zu können. Diese Überlegungen werden in einem Poster dargestellt (geplante Dauer der Erstellung ca. 30 Minuten).

Jede Gruppe stellt daraufhin ihr Poster und den bearbeiteten Artikel vor und erläutert die vorgeschlagene Vorgehensweise zur Evidenzerbringung (Dauer der Präsentation jeweils ca. fünf Minuten). Daraufhin werden jeweils die Unterschiede bzw. die Schwierigkeiten bei der nichtwissenschaftlichen Darstellung von wissenschaftlichen Gesundheitsinformationen erläutert.

Zum Abschluss werden nochmals alle aufgetretenen Verzerrungen kurz wiederholt, bevor sowohl allgemein gängige Qualitätskriterien zur Darstellung von Gesundheitsinformationen als auch ein methodisches Vorgehen bei der Internetrecherche kurz erläutert werden.

11.5 Diskussion und Ausblick

Die vorgestellte Übung zeigte in der Praxis klare Chancen und Grenzen.

Die Chancen liegen vor allem darin, dass Jugendliche/Erwachsene allgemein für die Kriterien der Informationsrecherche im Internet sensibilisiert werden, was für den Alltag sehr relevant ist, da heutzutage die meisten Informationen im Internet recherchieren. Somit wird die Anwendung biometrischer Qualitätskriterien in einer Alltagssituation aufgezeigt.

Die Grenzen der Übung liegen darin, dass sie generell sehr textlastig ist und das betreffende Thema vorher gut recherchiert werden muss. Außerdem lebt das Projekt von der Mitarbeit der teilnehmenden Personen. Möglich wäre daher zur weiteren Aktivierung, die SchülerInnen und Studierenden selbst gesundheitsbezogene Informationsdarstellungen und den Hintergrund eigenständig recherchieren zu lassen.

Die Übung ist für jedes strittige Thema geeignet und kann laufend aktualisiert werden. Es werden die Qualitätskriterien nicht einfach nur aufgezählt, sondern deren Bedeutsamkeit direkt vor Augen geführt. Gezeigt wird auch, wie sehr das Wissen biometrischer Prinzipien in den Alltag hineinreichen kann. Und durch die Postervorstellungen können ganz nebenbei Präsentationstechniken weiter eingeübt werden.

Anhang

Folgende elektronische Materialien zu diesem Beitrag finden Sie online:

- Anhang 1: Folien und Checkliste für Variante 1,
- Anhang 2: Folien und Checkliste für Variante 2.

Literatur

Statista (2016) Marktanteile führender Suchmaschinen in Deutschland in den Jahren 2014 bis 2016. http://de.statista.com/statistik/daten/studie/167841/umfrage/marktanteile-ausgewaehlter-suchmaschinen-in-deutschland/. Zugegriffen: 22 Sept. 2016,um 10:34Uhr

Bauman E, Czerwinski F (2015) Erst mal Doktor Google fragen? Nutzung neuer Medien zur Information und zum Austausch über Gesundheitsthemen. In: Böcken J, Braun B, Meierjürgen R (Hrsg) Gesundheitsmonitor 2015, Bürgerorientierung im Gesundheitswesen (S. 57–79). Verlag Bertelsmann Stiftung, Gütersloh. Zugegriffen: 21 Sept. 2016, 13:44. http://gesundheitsmonitor. de/uploads/tx_itaoarticles/201503-Beitrag.pdf.

Bittner A (2016) Informierte Patienten und unzureichend vorbereitete Ärzte? Gesundheitsmonitor Newsletter, 2016/ 02. http://gesundheitsmonitor.de/uploads/tx_itaoarticles/gemo_nl_022016-web.pdf (Zugegriffen: 21 Sept. 2016 um 13:37Uhr)

Bundesamt S (2016) 40 Millionen Menschen in Deutschland informieren sich im Internet über Gesundheitsthemen. Pressemitteilung. https://www.destatis.de/DE/PresseService/Presse/Pressemitteilungen/zdw/2016/PD16_14_p002pdf.pdf;jsessionid=D2E3A71E720F853E6E32C073D670C610.cae4?__blob=publicationFile. Zugegriffen: 09 Sept. 2016 um 12:28

Deutsches Netzwerk Evidenzbasierte Medizin (2015) Gute Praxis Gesundheitsinformation. http://www.ebm-netzwerk.de/gpgi. Zugegriffen: 21 S. 2016 um 13:33Uhr

Dolinsky VW, Jones KE, Sidhu RS, Haykowsky M, Czubryt MP, Gordon T, Dyck JRB (2012) Improvements in skeletal muscle strength and cardiac function induced by resveratrol during exercise training contribute to enhanced exercise performance in rats. Jpn J Physiol 590(11):2783–2799

Nebling T (2015) Kompetent als Patient. Broschüre der Techniker Krankenkasse. Soltau: Mundschenk Druck und Vertrieb https://www.tk.de/centaurus/servlet/contentblob/230330/Datei/45118/TK-Broschuere-Kompetent-als-Patient.pdf Zugegriffen: 29 Mai 2017 um 13:11Uhr

Presserat (2016) Der Pressekodex. http://www.presserat.de/pressekodex/pressekodex/. Zugegriffen: 09 Sept. 2016 um 11:15

Sänger S, Lang B, Klemperer D, Thomaczek C, Dierks M-L (2006) Manual Patienteninformation. Empfehlungen zur Erstellung evidenzbasierter Patienteninformationen, (Vol. Band 25). ÄZQ Schriftenreihe. Ärztliches Zentrum für Qualität in der Medizin, Berlin.

Sørensen K, Van Den Broucke S, Fullam J, Doyle G, Pelikan J, Slonska Z, Brand H (2012) Health literacy and public health: A systematic review and integration of definitions and models. BMC Public Health 12(1):80

Zok K (2014) Unterschiede bei der Gesundheitskompetenz. Ergebnisse einer bundesweiten Repräsentativ-Umfrage unter gesetzlich Versicherten. Widomonitor 11(2):1–12. http://www.wido.de/fileadmin/wido/downloads/pdf_wido_monitor/wido_mon_ausg_2_2014_0714.pdf Zugegriffen: 23 Sept. 2016,um 11:55Uhr

Internetlinks

http://www.gesundheitsstadt-berlin.de/googeln-mit-dem-smartphone-macht-denkfaul-5854/. Zugegriffen: 15 Sept. 2016, 12:30Uhr

http://www.augsburger-allgemeine.de/wissenschaft/Kaffee-soll-das-Leben-verlaengern-id36125722.html. Zugegriffen: 15 Sept. 2016, 12:12Uhr

http://www.focus.de/gesundheit/videos/wissenschaftler-sind-sicher-ein-glas-rotwein-soll-so-effektiv-sein-wie-eine-stunde-sport-im-fitness-studio_id_5013002.html. Zugegriffen: 23 Sept. 2016 um 12:02Uhr

http://bessergesundleben.de/ist-ein-glas-rotwein-wirklich-so-effektiv-wie-eine-stunde-sport/. Zugegriffen: 23 Sept. 2016 um 12:03Uhr

http://www.sat1.de/ratgeber/sport-fitness/ausdauertraining/studie-zeigt-ein-glas-rotwein-kann-sport-ersetzen-101021. Zugegriffen: 23 Sept. 2016 um 12:04Uhr

http://www.stylebook.de/beauty/In-Studien-bewiesen-Ein-Glas-Rotwein-ist-so-effektiv-wie-Sport-708646.html. Zugegriffen: 23 Sept.2016 um 12:04Uhr

http://www.fem.com/lifestyle/news/rotwein-soll-eine-stunde-sport-ersetzen. Zugegriffen: 23 Sept. 2016 um 12:05Uhr

http://www.focus.de/gesundheit/videos/wissenschaftler-sind-sicher-ein-glas-rotwein-soll-soeffektiv-sein-wie-eine-stunde-sport-im-fitness-studio_id_5013002.html. Zugegriffen: 15 Sept. 2016 um 13:01Uhr

EBM-Corner – Einbindung von Evidence based Medicine (EbM)- Aspekten in den Regelunterricht Q1/Biometrie im Humanmedizinstudium

Rainer Muche, Friederike Rohlmann, Marianne Meule und Benjamin Mayer

Zusammenfassung

Im Pflichtseminar Q1/Biometrie (7.Semester) an der Universität Ulm, welches aus sechs Pflichtseminarterminen (je zwei UE) und einer begleitenden Vorlesung (acht Termine) besteht, werden die grundlegenden statistischen Methoden für die Planung, Auswertung und Interpretation von Studien gelehrt. Diese sind relevant für eigene Forschungsarbeiten der Studierenden in der Medizin (z. B. im Rahmen der Dissertation). Im späteren Praxisalltag wird ihnen allerdings die klinische Forschung eher in Publikationen und Fortbildungen begegnen, die sie verstehen, beurteilen und in ihr praktisches Handeln umsetzen müssen. Dieser Aspekt von Evidence based Medicine (EbM) wird bisher im Ulmer Curriculum nur in Ansätzen, aber nicht systematisch gelehrt.

Im Lehrprojekt „EBM-Corner" sollen, nach einer systematischen Einführung, in einer Vorlesung und in jedem der sechs Pflichtseminartermine an einer ausgewählten

---

Zusätzliches Lehrmaterial zur einfachen Anwendung der eingereichten Unterrichtsideen steht auf der Springer-Homepage http://www.springer.com/978-3-662-54824-0 zur Verfügung.

R. Muche (✉) · F. Rohlmann · M. Meule · B. Mayer
Institut für Epidemiologie und Medizinische Biometrie, Universität Ulm
Schwabstraße 13, 89075 Ulm, Deutschland
E-Mail: rainer.muche@uni-ulm.de

F. Rohlmann
E-Mail: friederike.rohlmann@uni-ulm.de

M. Meule
E-Mail: marianne.meule@uni-ulm.de

B. Mayer
E-Mail: benjamin.mayer@uni-ulm.de

© Springer-Verlag GmbH Deutschland 2017
R. Vonthein et al., *Zeig mir mehr Biostatistik!*,
https://doi.org/10.1007/978-3-662-54825-7_12

Publikation einer klinischen Studie die dort angewandten statistischen Methoden und deren Interpretationen mit den Studierenden diskutiert werden. An den sechs Terminen, die jeweils einen eigenen Schwerpunkt haben (Versuchsplanung, Deskriptive Statistik, Konfidenzintervalle, Korrelation und Regression, Statistische Tests I, Statistische Tests II) wird die jeweilige Anwendung der Methodik in der Publikation untersucht. Dazu erhalten die Studierenden jeweils eine zusätzliche spezielle Übungsaufgabe, die sie vor dem Seminartermin bearbeiten können. Die Lösungen zu den EbM-Aufgaben werden in der Übung jeweils 10–15 Minuten vorgestellt und diskutiert. So bekommen die Studierenden über das gesamte Seminar einen umfassenden Eindruck zur Methodik und den Ergebnissen der in der Publikation vorgestellten klinischen Studie. Der Zeitpuffer für diesen Erwerb grundlegender Kenntnisse zur Bewertung einer Publikation ist durch Umschichtung des bisherigen Lehrstoffes möglich und benötigt so keine zusätzliche Lehrzeit.

12.1 Einleitung

Der Aspekt der klinischen Forschung soll im Humanmedizinstudium stärker verankert werden. Dies fordern u. a. der Medizinische Fakultätentag (2016) und die AWMF (2014) seit einiger Zeit vehement. Mit dem vorliegenden Projekt soll dem (ein Stück weit) entsprochen werden, indem Aspekte der Evidence based Medicine (EbM) in den Pflichtunterricht Q1/Biometrie integriert werden.

12.1.1 Notwendigkeit von Kenntnissen über EbM

Den Studierenden der Humanmedizin sollen im Seminar Q1/Biometrie im 7. Semester die methodischen Grundlagen der Medizinischen Biometrie als substanzielle Voraussetzungen für die Umsetzung wissenschaftlicher Erkenntnisse in die ärztliche Praxis im Sinne einer evidenzbasierten Medizin vermittelt werden (Antes et al. 2003; Greenhalgh 2014; Kurz et al. 2007). Dazu gehören die Kenntnisse und Fähigkeiten für die kritische Bewertung und Interpretation der Ergebnisse klinischer Studien (Greenhalgh 2014; Du Prel et al. 2009). Ein Baustein dazu ist, die Umsetzung der gelernten statistischen Methoden in der Publikation einer klinischen Studie analysieren und bewerten zu können.

An die klinische Forschung werden heute hohe Anforderungen ärztlich-fachlicher, statistischer und organisatorischer und zunehmend auch rechtlicher und ethischer Art gestellt. Dementsprechend sind auch die Anforderungen an den Arzt in der Rolle des klinischen Prüfers/Forschers wesentlich gestiegen (AWMF 2014). Deshalb sollte als Minimalziel zumindest an einer ausgewählten typischen Publikation einer klinischen Studie der Einsatz, die Darstellung und die Bewertung statistischer Methoden in klinischen Publikationen vorgestellt werden. Die Studierenden erhalten die Möglichkeit, ihren Eindruck zu schildern und eine Diskussion über den korrekten Einsatz der Methoden zu führen.

12.1.2 Ausgangssituation

Im Rahmen des Pflichtseminars Q1/Biometrie werden die hierfür notwendigen statistischen Methoden gelehrt. Bisher wurden im ersten Seminartermin (Versuchsplanung) zwei Publikationen nur in Bezug auf das Studiendesign betrachtet, weitere Anwendungen im Hinblick auf EbM-Aspekte wurden bisher im Pflichtseminar Q1/Biometrie nicht durchgeführt. Ansätze dazu finden sich im vor dem Biometrie-Seminar stattfindenden Kurs Q1/Epidemiologie unserer Fachkollegen aus der Epidemiologie. Dort wird die Publikation einer Kohortenstudie in Bezug auf Risikomaße besprochen. Im jetzt vorliegenden Antrag kommt komplementär und fortführend eine randomisierte Studie (RCT) mit anderen Auswertungsaspekten, u. a. den statistischen Tests, zum Einsatz. Wir führen somit die Diskussion publizierter Studien im Lehrprojekt systematisch fort.

12.1.3 Eingesetzte Literatur

Als Beispiel dient eine große und hochrangig publizierte komplexe randomisierte kontrollierten Studie (RCT), in der viele Aspekte der im Kurs behandelten Medizinstatistik Anwendung gefunden haben:

> Diabetes Atherosclerosis Intervention Study (DAIS) Investigators:
> Effect of fenofibrate on progression of coronary-artery disease in type 2 diabetes: The Diabetes Atherosclerosis Intervention Study, a randomised study
> (Diabetes Atherosclerosis Intervention Study Investigators 2001).

Diese Arbeit beschreibt die Ergebnisse einer 1:1 randomisierten, Placebo-kontrollierten dreijährigen Therapie mit dem Lipidsenker Fenofibrat, bei der 207 Typ-2-Diabetiker mit Fenofibrat und 211 Typ-2-Diabetiker mit Placebo behandelt wurden. Als Zielgröße ist die Veränderung der durchschnittlichen mittleren Durchmesser mehrerer Koronararterienabschnitte vorgesehen. Das Krankheitsbild des Diabetes mellitus mit Auswirkungen auf die Herz-Kreislaufsituation unter Berücksichtigung des Fettstoffwechsels ist unseres Erachtens geeignet für Medizinstudierende des 6. und 7. Semesters, sodass keine Hürden bezüglich medizinischer Kenntnisse für die Diskussion der Studiendurchführung und -bewertung zu erwarten sind.

Zusätzlich zu dieser Veröffentlichung stehen der Studiengruppe zwei weitere Artikel zur Verfügung, die den Studienplan und erste Ergebnisse der Basiserhebung beschreiben und für Detailfragen herangezogen werden können:

- The Diabetes Atherosclerosis Intervention Study (DAIS): a study conducted in cooperation with the World Health Organization (G. Steiner for the DAIS Project Group 1996),
- Baseline Characteristics of the Study Population in the Diabetes Atherosclerosis Intervention Study (DAIS) (Steiner et al., and The DAIS Project Group 1999).

12.2 Methodik

Bei der Überlegung, Elemente der EbM (hier das kritische Lesen der Veröffentlichung einer klinischen Studie) in das Pflichtseminar Q1/Biometrie einzubauen, haben wir zunächst eine Literatur- und Internetsuche gestartet, um zu ermitteln, wie Fachkollegen das Thema behandeln. Es sind einige Präsentationen im Netz verfügbar, die das Thema aufgreifen und in die Evidence Based Medicine geeignet einführen. Allerdings wird dort das gesamte Themenspektrum der EbM angesprochen, eine Fokussierung auf das kritische Lesen einer Publikation, insbesondere im Hinblick auf die statistischen Methoden und deren Interpretation, fand sich nicht. Diese Aspekte sind geeignet in den Veröffentlichungen von Greenhalgh (2014) und im Artikel von Du Prel et al. (2009) dargestellt und bilden die Grundlage des Lehrstoffes.

12.2.1 Zeitplanung

Als Erstes musste von uns überlegt werden, wie das neue Thema in den bestehenden Kurs Q1/Biometrie eingebunden werden kann. Eine Bedingung des Studiendekanats war, dass zusätzlicher Inhalt im Pflichtunterricht nicht zu einer Erweiterung des Curriculums in Bezug auf den zeitlichen Umfang führen darf.

Zur Verfügung stehen uns sechs Pflichtseminartermine, die wöchentlich im ersten Teil des Wintersemesters in den Monaten November und Dezember abgehalten werden. Darin werden jeweils an vorher zur Verfügung gestellten Übungsaufgaben verschiedene inhaltliche Aspekte bearbeitet und besprochen. Die sechs inhaltlichen Themen sind: Versuchsplanung; Deskriptive Statistik; Überlebenszeitanalyse/Konfidenzintervalle; Korrelations-/Regressionsrechnung; Einführung statistische Tests/t-Tests; Chi-Quadrat-Test/ Eigenschaften statistischer Tests.

Vor jeder Übung wird in der Vorwoche eine (freiwillig zu besuchende) Vorlesung gehalten. Zusätzlich haben die Studierenden ein Skript („Loseblattsammlung") und Literaturhinweise zur Verfügung, um die Übungsaufgaben vor dem jeweiligen Seminartermin bearbeiten zu können. Aus Gründen des Personaleinsatzes beginnen wir die Übungen nach den Herbstferien in Baden-Württemberg (jeweils erste Novemberwoche), sodass bisher noch ein Vorlesungstermin zu Beginn des Wintersemesters frei war, der jetzt für die Einführung in das Thema EbM genutzt werden kann. Die Terminliste für das Wintersemester 2016/2017 ist als Beispiel im Anhang dokumentiert, um die Zeitplanung besser nachvollziehen zu können.

12.2.2 Integration in die Vorlesung/Logo

Um die über die sechs Seminartermine laufende sequenzielle Bearbeitung der Fragestellungen zum kritischen Lesen einer Publikation zusammenführen zu können, haben wir

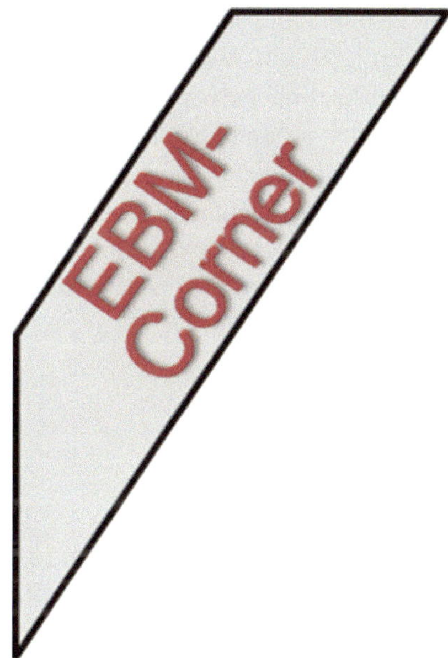

Abb. 12.1 Logo für den EBM-Corner (jeweils in der linken oberen Ecke der zugehörigen Folien)

als Wiedererkennungszeichen ein „Logo" eingeführt (s. Abb. 12.1), welches an den Vorlesungsfolien, Übungsaufgaben und Musterlösungen zur Bearbeitung des EBM-Corners angebracht ist. Durch die anders gestaltete Aufgabe erhoffen wir uns eine bessere Konzentration der Studierenden auf das Thema.

An dem noch freien Termin vor den Herbstferien konnte eine Vorlesung für die Einführung in die Aspekte der Evidence based Medicine (EbM) eingerichtet werden. Die Präsentation für den Ersteinsatz im WS 2016/2017 ist im Anhang dokumentiert. Die Schwerpunkte der Vorlesung lassen sich folgendermaßen zusammenzufassen:

- Definitionen in der EbM (EbM-Definition, Evidenzhierarchie, externe/interne Validität),
- systematische Fehler in klinischen Studien (Bias, z. B. Publikations-Bias),
- Metaanalyse/systematischer Review/Leitlinien,
- kritisches Lesen von Publikationen.

12.2.3 Integration in das Seminar

In jedem Seminar werden Übungsaufgaben, die die Studierenden zu Beginn des Semesters in dem zugehörigen Skript erhalten, besprochen. Die Aufgaben basieren auf dem Vorlesungsstoff der Vorwoche und behandeln jeweils ein bis zwei medizinstatistische Aspekte.

Nach der Evaluation der letzten Jahre haben wir Aufgaben aus jeder Übung identifiziert, die für das Vertiefen des Lehrstoffs nicht unbedingt notwendig waren. Daher war eine Überarbeitung vorgesehen. Jetzt haben wir diesen Umstand genutzt, stattdessen den EBM-Corner mit Aufgaben zu der zu untersuchenden Publikation einzusetzen. In drei Übungen war aus den Erfahrungen der letzten Jahre auch noch die uns zur Verfügung stehende Zeit von zwei Unterrichtseinheiten nicht ausgeschöpft, sodass die eine oder andere zusätzliche Aufgabe gut ins Lehrkonzept passt, ohne zusätzliche Zeiten in Anspruch nehmen zu müssen. Insgesamt haben wir so die Aufgaben des EBM-Corner zeitneutral in die bisherigen Übungen einbinden können. Dies war, wie in Abschn. 12.2.1 berichtet, Bedingung des Studiendekanats.

12.2.4   Lehrplattform (Moodle)

Auf der Lehrplattform der Medizin der Universität Ulm (Moodle) erhalten die Studierenden alle Unterlagen, die für das Fach Q1/Biometrie notwendig sind. Dazu gehören Vorlesungsfolien, das Skript (als einzelne Merkzettel zu verschiedenen Themengebieten), Hinweise zur Prüfung, Kontaktadressen für Rückfragen und Weiteres.

Für den EBM-Corner wird dort ein eigener Bereich vorgesehen, in dem ein vorgeschalteter Text in das Ziel des Lehrprojektes einführt (s. Abb. 12.2). Er beginnt mit einer

EBM-Corner

David Sackett 1997:
„EBM ist der gewissenhafte, ausdrückliche und vernünftige Gebrauch der gegenwärtig besten externen, wissenschaftlichen Evidenz für Entscheidungen in der medizinischen Versorgung individueller Patienten.
Die Praxis der EBM bedeutet die Integration individueller klinischer Expertise mit der bestverfügbaren externen Evidenz aus systematischer Forschung."
D. Sackett: Evidence based medicine: What it is and what it isn´t. BMJ 1996; 312: 71-72

Im Fach Q1/Biometrie vermitteln wir (einführend) die methodischen Grundlagen für die Planung, Auswertung und Interpretation von klinischen Studien, um neue medizinische Erkenntnisse zu gewinnen. Dazu gehört im obigen Sinne der Evidence Based Medicine, dass Sie Studienergebnisse kritisch bewerten können. Speziell werden heutzutage viele Ergebnisse in Fachartikeln publiziert. Die eingesetzten statistischen Methoden zu kennen und zu bewerten, ob sie fachgerecht eingesetzt sind wird von Ihnen im Beruf verlangt, da Sie sonst der Interpretation der Autoren „ausgeliefert" sind.

Das Ziel des Lehrprojekts „EBM-Corner" ist es nun, anhand einer Literaturstelle an allen 6 Übungsterminen zu überprüfen, welche Methoden eingesetzt und wie interpretiert werden. Vorab wird in einer Vorlesung in das Thema eingeführt und in der letzten Vorlesung werden die gesammelten Erkenntnisse zusammengefasst.

Als Beispiel dient eine hochrangig publizierte randomisierte Studie, in der ein Medikament im Vergleich zu Placebo untersucht wird, ob es die Progression einer koronaren Herzkrankheit bei Diabetes mellitus-Patienten verhindern kann:

 The Diabetes Atherosclerosis Intervention Study, a randomised study

Diabetes Atherosclerosois Intervention Study investigators:
Effect of fenofibrate on progression of coronary-artery disease in type 2 diabetes: The Diabetes Atherosclerosis Intervention Study, a randomised study.
Lancet 357 (2001): 905-910

Abb. 12.2 Screenshot der Moodle-Infos zum EBM-Corner auf der Lehrplattform Medizin an der Uni Ulm

EbM-Definition von David Sackett (1996), einem der Mitbegründer von EbM, gefolgt von einer Rationale für die Einführung. Dann werden die Artikel über die DAIS-Studie und über die Grundlagen des Projektes per Link zugänglich gemacht. Als wichtige Hintergrundliteratur zu EbM werden die Artikel von Du Prel et al. (2009) und das Buch von Greenhalgh (2014), welche im Internet frei zugänglich sind, verlinkt und so zur Verfügung gestellt.

Wir überlegen, darüber hinaus weitere Links zur Einführung anzubieten. Diese Überlegung ist noch nicht abgeschlossen, da wir die Studierenden nicht mit zu viel Information überfrachten möchten.

12.2.5 Ausblick auf die Evaluation

Für die Ersteinführung der zusätzlichen EbM-Aufgaben im WS 2016/2017 wird eine Akzeptanzevaluation durchgeführt. Wir möchten sowohl zu Beginn als auch zum Abschluss des Semesters ein möglichst repräsentatives Meinungsbild zur Einführung von Informationen zum Thema Evidence Based Medicine (EbM) erfassen. Dazu haben wir zwei Fragebögen konzipiert (s. Anhang).

Der erste Fragebogen hat das Ziel zu eruieren, welche Vorerfahrungen die Studierenden zum Thema haben und mit welchen Erwartungen sie das Lehrprojekt angehen. Der zweite dient dazu, die abschließende Meinung zum Lehrprojekt zu ermitteln.

Wir bitten die Studierenden, die Fragebögen so vollständig und ehrlich wie möglich zu beantworten. Die Angaben werden nur innerhalb unseres Instituts für die Evaluierung des Kurses genutzt und sind anonym. Um die Meinung vom Beginn und Ende des Kurses zusammenführen zu können, wird ein Code verwendet, der keine Rückentschlüsselung auf die konkrete Person ermöglicht (s. Abb. 12.3).

Die Erstbefragung bezüglich der Kenntnisse über EbM wird am ersten Seminartermin erfolgen. Der zweite Fragebogen wird dann beim letzten Seminartermin ausgeteilt. Da die Teilnahme am Seminar Pflicht ist, kann hier eine Rücklaufquote von nahezu 100 % erwartet werden.

Das Datenmanagement und die Auswertung der Fragebögen werden im Rahmen einer Praktikumsarbeit von einer Studierenden der Hochschule Ulm im Studiengang „Medizinische Dokumentation und Informatik" durchgeführt werden.

Bitte geben Sie hierzu folgenden Code ein:
1. Kasten = Dritter Buchstabe im Vornamen der Mutter
2. Kasten = Zweiter Buchstabe im Vornamen des Vaters
3. Kasten = Erster Buchstabe Ihres Geburtsortes
4. Kasten = Letzte Ziffer Ihres Geburtsjahres
5. Kasten = Dritter Buchstabe Ihres Geburtsmonates

Abb. 12.3 Code zur Zusammenführung der Erst- und Zweitbefragung

12.3   EBM-Corner am Beispiel

Anhand der Publikation der Ergebnisse der DAIS-Studie (2001) werden in den sechs
Seminarterminen jeweils die methodischen Aspekte untersucht. Dazu haben wir in
den Übungsaufgaben, die die Studierenden jeweils im Vorfeld der Seminare bearbeiten
sollen, auch entsprechende Aufgaben zur Bearbeitung des DAIS-Artikels integriert. In
Abschn. 12.3.1 und 12.3.2 werden am Beispiel die jeweilige Aufgabe und die zugehörigen
Musterlösungen dargestellt, die den KollegInnen als DozentInnen der Seminare zur Verfügung gestellt werden. Die Verwendung von Musterlösungen hat folgenden Hintergrund:

- Die KollegInnen sind bzgl. der Vorbereitung der Übungen zeitlich weniger belastet.
- In allen Seminargruppen werden einheitliche und standardisierte Lösungen gegeben,
  um faire Lehrbedingungen zu schaffen.

12.3.1   Beispiel Übung 2: Deskriptive Statistik

Folgende beide Aufgaben sind den Studierenden zum Thema EbM im Vorfeld der Übung
2 (Deskriptive Statistik) aufgegeben worden (s. Abb. 12.4):

In Aufgabe 3 geht es darum, anhand statistischer Kenngrößen der Deskriptiven Statistik
wie Mittelwert, Median, absolute und relative Häufigkeiten zu prüfen, ob die Randomisierung in der Studie zu vergleichbaren Therapiegruppen hinsichtlich Ausgangsmerkmalen
wie Alter, Geschlecht usw. geführt hat.

In Aufgabe 4 wird in der Publikation recherchiert, wie die Haupt- und Nebenzielgrößen
der Studie zur Wirksamkeit und Sicherheit des Prüfmedikaments deskriptiv dargestellt
werden.

Folgende Musterlösungen stehen den Dozenten für die Diskussion mit den Studierenden zur Verfügung (s. Abb. 12.5–12.7):

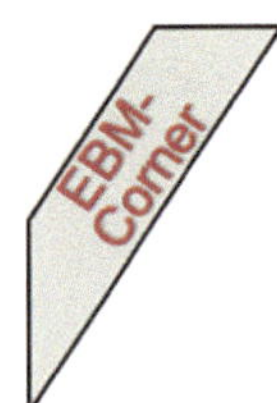

Aufgabe 3:

Prüfen Sie im Artikel „Effect of fenofibrate on progression of coronary-
artery disease in type 2 diabetes: the Diabetes Artherosclerosis
Intervention Study, a randomised study", ob die Gruppen vergleichbar
sind.

Aufgabe 4:

Geben Sie bitte an, welche statistische Kenngrößen aus dem Bereich
Deskriptive Statistik im Artikel „Effect of fenofibrate on progression of
coronary-artery disease in type 2 diabetes: the Diabetes
Artherosclerosis Intervention Study, a randomised study" angegeben
werden.

Abb. 12.4 EBM-Corner-Aufgaben für Übung 2 „Deskriptive Statistik"

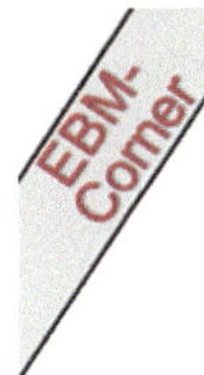

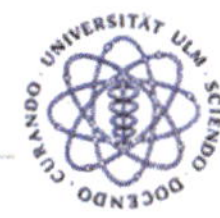

Aufgabe 3:   Vergleichbarkeit der Gruppen

Characteristic	Fenofibrate (n=207)	Placebo (n=211)
Demography		
Mean (SD) age in years	57·4 (5·7)	56·3 (6·2)
M/F	149 (72%)/58 (28%)	156 (74%)/55 (26%)
Enrolled in Europe	125 (60%)	125 (59%)
White	198 (96%)	202 (96%)
Clinical		
Previous coronary intervention	67 (32%)	65 (31%)
Family history*	48 (23%)	66 (31%)
Current smoker	28 (14%)	34 (16%)
History of coronary-artery disease†	100 (48%)	100 (47%)
History of hypertension	113 (55%)	102 (48%)
Mean (SD) blood pressure in mm Hg		
Systolic	140 (19)	140 (18)
Diastolic	82 (9)	81 (9)
Mean (SD) biochemical values		
Fasting glucose (mmol/L)	8·55 (2·33)	9·03 (2·64)
Haemoglobin A_{1c} (%)	7·50 (1·11)	7·56 (1·26)
Plasma total cholesterol (mmol/L)	5·56 (0·69)	5·58 (0·65)
Plasma triglycerides (mmol/L)	2·59 (1·39)	2·42 (1·03)
LDL-cholesterol (mmol/L)	3·38 (0·67)	3·43 (0·65)
HDL-cholesterol (mmol/L)	1·01 (0·18)	1·05 (0·20)

Data are number of participants unless otherwise stated.

*History of coronary-artery disease in a parent or sibling before age 55 years; children were excluded because many were too young for clinically meaningful information.
†Myocardial infarction, coronary-artery intervention, angina pectoris, or any combination.

Table 1: **Baseline characteristics of participants**

Lösung

Stetige Variablen:
Mittelwert / Standardabweichung

Qualitative / diskrete Merkmale:
absolute / relative Häufigkeiten

Vergleichbarkeit scheint gegeben!

Quelle:
G. Steiner et al: Effect of fenofibrate …
THE LANCET • Vol 357 • March 24, 2001

Prof. Dr. Rainer Muche
Institut für Epidemiologie und Medizinische Biometrie, Universität Ulm

Seminar Biometrie
Folie 12

Abb. 12.5 Musterlösung in der Übung 2 „Deskriptive Statistik" für Aufgabe 3

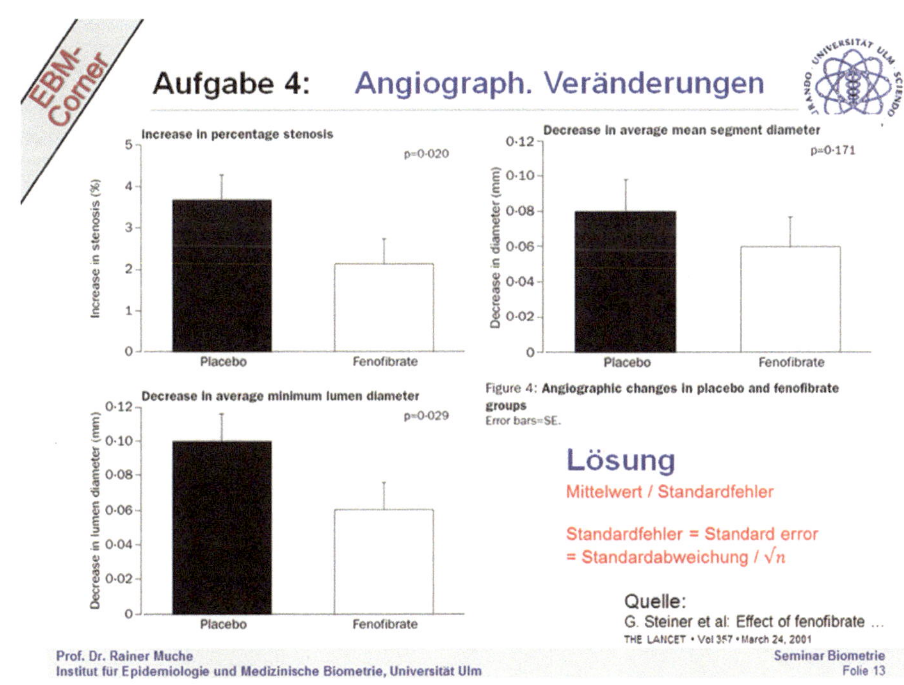

Abb. 12.6 Musterlösung in der Übung 2 „Deskriptive Statistik" für Aufgabe 4

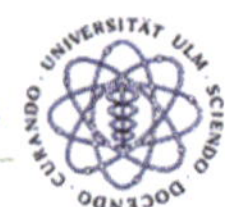

Aufgabe 4: Vergleich kard. Endpunkte / SAE´s

As expected, the sample and the number of events were too small to allow definitive conclusions about clinical endpoints. However, the fenofibrate group showed a consistent pattern of reduction in cardiac endpoints. During the treatment period and the 6-month follow up, there were six deaths in the fenofibrate group and nine in the placebo group, nine versus 12 myocardial infarctions, five versus 13 coronary angioplasties, and 14 versus 18 coronary bypass operations. There was no difference in the numbers admitted to hospital for angina. For all endpoints combined, there were 38 participants with events in the fenofibrate group and 50 in the placebo group.

Lösung

Qualitative / diskrete Merkmale: absolute / relative Häufigkeiten

Event	Fenofibrate (n=207)	Placebo (n=211)
Cancer	5 (2·4%)	7 (3·3%)
Gallbladder symptoms and/or cholecystectomy	1 (0·5%)	3 (1·4%)
Liver	3 (1·5%)	0
Abdominal pain	1 (0·5%)	3 (1·4%)
Diarrhoea	0	1 (0·5%)
Dizziness	1 (0·5%)	0
Muscle	0	1 (0·5%)
Joints	7 (3·4%)	6 (2·5%)

Data are numbers of participants with at least one occurrence of an indicated type of serious adverse event whether thought to be drug related or not.

Table 2: **Serious adverse events**

Quelle:
G. Steiner et al: Effect of fenofibrate …
THE LANCET • Vol 357 • March 24, 2001

Prof. Dr. Rainer Muche
Institut für Epidemiologie und Medizinische Biometrie, Universität Ulm

Seminar Biometrie
Folie 15

Abb. 12.7 Musterlösung in der Übung 2 „Deskriptive Statistik" für Aufgabe 4

Es zeigt sich, dass die Ergebnisse der Zielgrößen eher grafisch als tabellarisch dargestellt werden. Eine Diskussion mit den Studierenden, inwieweit z. B. die Skalierung der y-Achse bei der Visualisierung der Therapieeffekte eine Rolle spielt, kann ergänzt werden.

12.3.2 Beispiel Übung 6: Eigenschaften Tests/multiples Testen

Gegen Ende des Semesters wird in der Übung 6 nach der Berechnung und Besprechung von statistischen Tests für kategoriale Variablen auch allgemein über Eigenschaften statistischer Tests gesprochen. Dabei geht es u. a. um die Diskussion der explorativen oder konfirmatorischen Interpretation eines Testergebnisses und um das Problem des multiplen Testens.

In der Aufgabe (s. Abb. 12.8) aus dem EBM-Corner ist nach der Interpretation der Testergebnisse in Bezug auf die Wirksamkeit von Fenofibrat zu suchen (s. Abb. 12.9 und 12.10).

Man erkennt (s. Abb. 12.11), dass die Autoren im Ergebnisartikel drei Zielgrößen gleichberechtigt diskutieren, wobei die ursprünglich im Studienprotokoll gewählte

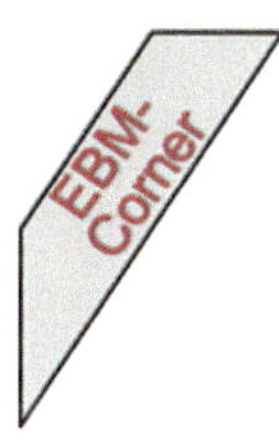

Aufgabe 5:

Bitte lesen Sie in der Veröffentlichung des Studienplans der DAIS-Studie (Diabetologia 1996) nach, welche Hauptzielgröße für die Studie gewählt wurde. Vergleichen Sie diese Information mit den Ergebnissen und Diskussion im Lancet-Artikel aus dem Jahr 2001. Passen diese Angaben zusammen?

Wie werden die Ergebnisse der DAIS-Studie diskutiert?

Falls von vornherein mehrere Zielgrößen ausgewählt worden wären, wie hätte man eine konfirmatorische Aussage machen können?

Bitte diskutieren und interpretieren Sie die Ergebnisse der DAIS-Studie unter Berücksichtigung dieser Aspekte.

Abb. 12.8 EBM-Corner-Aufgabe für Übung 6 „Eigenschaften statistischer Tests"

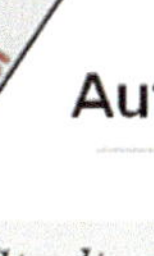

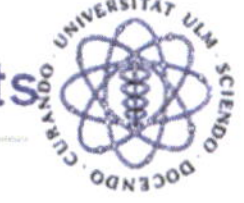

Aufgabe 5: Primäre Zielgröße / multiple Tests

Studienprotokoll:

Lösung

Data analysis.

The primary analysis will test the one-sided null hypothesis that treatment with fenofibrate will be the same or worse than treatment with placebo in terms of angiographic changes.

The primary angiographic outcome parameter will be the average segment diameter per patient.

The primary hypothesis will be tested … using … a one-tailed significance level of 0.025.

Quelle:
G. Steiner: The Diabetes Atherosclerosis Intervention Study (DAIS) …
Diabetologia (1996) 39: 1655–1661

Prof. Dr. Rainer Muche
Institut für Epidemiologie und Medizinische Biometrie, Universität Ulm

Seminar Biometrie
Folie 9

Abb. 12.9 Musterlösung in Übung 6 für Aufgabe 5: Festlegung der konfirmatorischen Hauptzielgröße in der Publikation des Studienprotokolls 1996

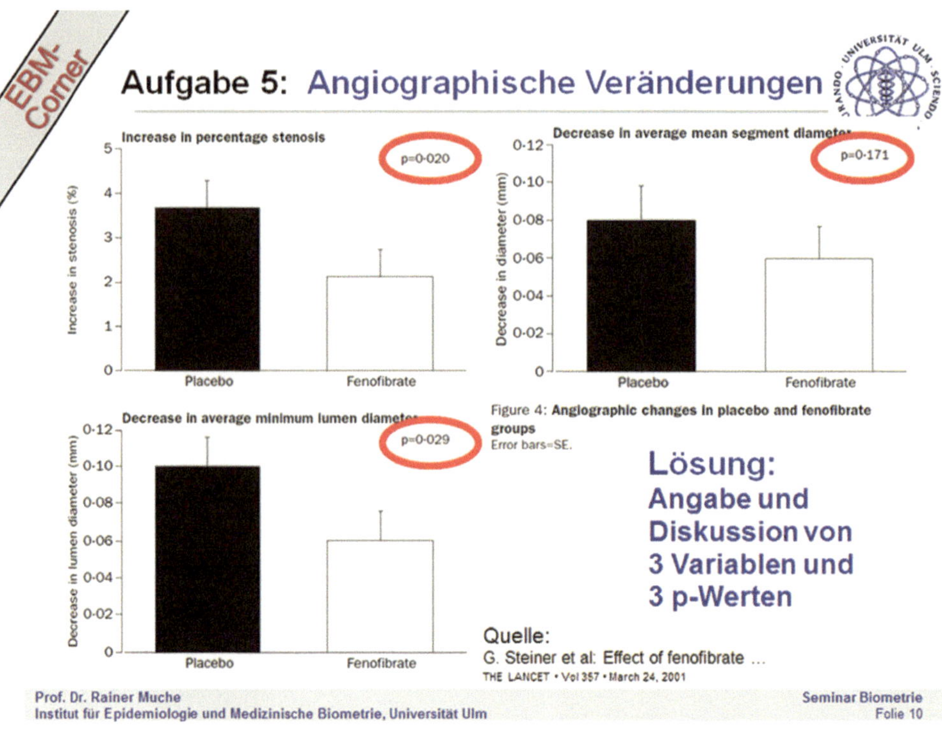

Abb. 12.10 Musterlösung in Übung 6/Aufgabe 5: Testergebnisse von drei Zielgrößen, die auch die oben genannte Hauptzielgröße umfassen

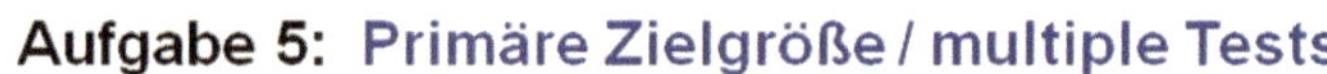

Abb. 12.11 Musterlösung in Übung 6 für Aufgabe 5: Erläuterungen der Testergebnisse

Hauptzielgröße den größten, nicht signifikanten p-Wert zeigt. Die beiden anderen Ergebnisse für die ursprünglichen Nebenzielgrößen werden hier als signifikant dargestellt, das Gesamtergebnis wird allerdings nur noch vorsichtig interpretiert. Zusätzlich können in dieser Übung anhand der Bonferroni-Regel noch die p-Werte für multiples Testen adjustiert und die daraus resultierenden Ergebnisse diskutiert werden.

12.3.3 Zusammenfassung der Ergebnisse des EBM-Corner

In der abschließenden Vorlesung werden die wichtigsten Erkenntnisse, die über die Studie bzw. ihre Publikation gewonnen wurden, noch einmal dargestellt und in einer letzten Folie zusammengefasst (s. Abb. 12.12).

Wir kommen hier zu der Schlussfolgerung, dass die Studie gut geplant worden ist und alle Regularien zur Studienplanung, Fallzahlplanung und zur statistischen Auswertung eingehalten wurden. Allerdings wird in der Ergebnispublikation die ursprüngliche Hauptzielgröße parallel zu zwei weiteren wichtigen Zielgrößen diskutiert, sodass die Leserin/der Leser den Eindruck gewinnt, dass in der Studie ein signifikanter Einfluss von Fenofibrat in Bezug auf kardiovaskuläre Erkrankungen bei Diabetes mellitus-Patienten gezeigt werden konnte. Allerdings ist das Testergebnis nur für die beiden Neben-, nicht für die Hauptzielgröße signifikant. Dies wird von den Autoren nicht prominent beschrieben,

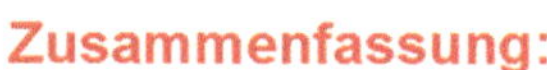

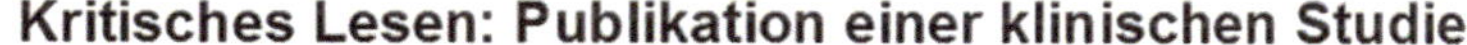

Abb. 12.12 Zusammenfassung der EBM-Corner in der Abschlussvorlesung

sondern die Interpretation der Studie wird vorsichtiger als bei einem signifikanten Einfluss der Therapie auf die Hauptzielgröße diskutiert und zusammengefasst. So bleibt der Eindruck, dass die Autoren von diesem Problem Kenntnis hatten, die Tendenz eines positiven Einflusses von Fenofibrat auf die Progression der koronaren Herzkrankheit aber in den Vordergrund stellen wollten. Wir diskutieren dies nicht als Täuschung, sondern zeigen den Studierenden, dass ein genauer und kritischer Blick auf die Aussagen zu den publizierten Ergebnissen einer klinischen Studie sinnvoll ist.

12.4 Diskussion und Ausblick

Aspekte der klinischen Forschung sollen im Humanmedizinstudium stärker verankert werden. Mit der über das ganze Semester laufenden Besprechung der Publikation einer klinischen Studie im Rahmen eines EBM-Corners soll dieser Vorgabe entsprochen werden. Der EBM-Corner soll im Seminar Q1/Biometrie eingeführt und langfristig eingebunden werden. Er ergänzt im Ulmer Ausbildungsprofil den Bereich „Wissenschaftliches Arbeiten und Forschen (WAF)" (2016), welcher im neuen nationalen kompetenzbasierten Lernzielkatalog (2016) verankert ist. Wir wollen mit unserem Lehrprojekt die Kompetenz der Studierenden in diesem Bereich stärken und auch die „Kompetenzorientierung der medizinischen Lehre an der Medizinischen Fakultät der Uni Ulm" steigern.

12.4.1 Umsetzung und Ergebnisse

Die Vorbereitung der Lehrmaterialien ist abgeschlossen. Diese hängen dieser Publikation an und können, falls gewünscht, für den eigenen Unterricht übernommen werden. Ein erster Einsatz des EBM-Corner ist im Wintersemester 2016/2017 geplant und vorbereitet. Begleitend führen wir eine Ergebnisevaluation durch. Die Antworten der Studierenden werden wir im Frühjahr 2017 möglichst rasch auswerten und zusammenfassen. Der Bericht kann dann von den Autoren gerne angefordert werden. Wir erhoffen uns von der Einführung des EBM-Corner folgende Punkte:

- Vermittlung von Kenntnissen und Einübung in das kritische Lesen von Publikationen klinischer Studien,
- Selbstvertrauen, auch Publikationen aus hochrangigen Zeitschriften kritisch zu bewerten,
- eine Auflockerung des „trockenen" Statistikstoffes und divergente Diskussionen mit den Studierenden im Seminarteil des Querschnittfachs.

Im Gegensatz zur Berechnung von statistischen Kenngrößen anhand von Beispieldaten, die weniger Ansätze zur Diskussion bieten, ermöglicht der EBM-Corner unterschiedliche Auffassungen im Bezug auf die Darstellung, Interpretation und Schlussfolgerungen aus den publizierten Studienergebnissen. Auch unterschiedliches Lesen und Interpretieren der Ergebnisse sind als Lernziel wichtig. Insgesamt erhoffen wir uns eine Motivationssteigerung der Studierenden in unserem Fach, wie es auch von Fachvertretern des Querschnittsfachs 1 im Humanmedizinstudium empfohlen wird (Stang et al. 2005; Hilgers et al. 2005).

12.4.2 Ausblick

Langfristig könnte überlegt werden, verschiedene Publikationen gruppenweise untersuchen zu lassen. Dann könnten die Studierenden ihre Ergebnisse den jeweils anderen Gruppen z. B. in einer Posterpräsentation darstellen oder in Form einer Podiumsdiskussion präsentieren. Dafür wäre allerdings mindestens ein zusätzlicher Pflichttermin im Lehrplan notwendig. Deshalb wollen wir zunächst mit dem vorgestellten Lehrprojekt „EBM-Corner" prüfen, ob die Besprechung einer Publikation im Zusammenhang mit der statistischen Methodenlehre zielführend ist.

Anhang

Folgende elektronische Materialien zu diesem Beitrag (im PDF-Format) finden Sie online:

- Anhang 1: Zeitplan WS 16/17,
- Anhang 2: Vorlesungsfolien Einführung in die EbM,
- Anhang 3: Übungsaufgaben und jeweilige Lösungsfolien für die sechs Seminartermine,
- Anhang 4: Zusammenfassung der Ergebnisse,
- Anhang 5: Evaluationsfragebögen.

Literatur

Medizinischer Fakultätentag: Strukturierte Promotion und wissenschaftliche Ausbildung in der Medizin. Positionspapier, 13. Apr. 2016. *www.mft-online.de/files/positionspapier_strukturierte_promotionen_final.pdf*. Zugegriffen: 5 Aug. 2016

AWMF Immer weniger Ärzte wollen forschen – Medizinstudium muss Wissenschaft stärker betonen. Pressemitteilung idw, 26 Nov. 2014 www.awmf.org/fileadmin/ user … AWMF/ … / AWMF-Presseinformation_2014-11-26.pdf Zugegriffen: 5 Aug. 2016

Antes G, Bassler D, Forster J (2003) Evidenz-basierte Medizin (EBM): Praxis-Handbuch für Verständnis und Anwendung der EBM. Thieme Verlag,Stuttgart

Diabetes Atherosclerosis Intervention Study Investigators (2001) Effect of fenofibrate on progression of coronary-artery disease in type 2 diabetes: The Diabetes Atherosclerosis Intervention Study, a randomised study. The Lancet 357:905–910

Du Prel J-B, Röhrig B, Blettner M (2009) Kritisches Lesen wissenschaftlicher Artikel. Dt. Ärztebl 106:100–105

G. Steiner for the DAIS Project Group (1996) The Diabetes Atherosclerosis Intervention Study (DAIS): A study conducted in cooperation with the World Health Organization. Diabetologia 39:1655–1661

Greenhalgh T (2014) How to read a paper: The basics of evidence-based medicine, (5. Aufl.).BMJ Books, London

Hilgers RD, Feldmann U, Jöckel KH, Klar R, Rienhoff O, Schäfer H, Selbmann HK, Wichmann HE (2005) Empfehlungen zur Umsetzung der Approbationsordnung für Ärzte vom 27.06.2002 in den Fächern Epidemiologie, Medizinische Biometrie und Medizinische Informatik. GMS Med Inform Biom Epidemiol 1(1). Doc05(20050407).

Kompetenzbasierter (neuer) Lernzielkatalog Medizin: http://www.mft-online.de/lehre/nationaler-kompetenzbasierter-lernzielkatalog-medizin Zugegriffen: 5 Aug. 2016]

Kunz R, Ollenschläger G, Raspe H-H (2007) Lehrbuch Evidenzbasierte Medizin in Klinik und Praxis. Deutscher Aerzte-Verlag,Köln

Sackett D (1996) Evidence based medicine: What it is and what it isn´t. BMJ 312:71–72

Stang A, Hense HW, Jöckel KH (2005) Epidemiologie, medizinische Biometrie und medizinische Informatik (Q1) – klinische Relevanz des Lehrstoffs näher bringen – aber wie? GMS Med Inform Biom Epidemiol 1(3):Doc19(20051206)

Steiner G, Stewart D, Hosking JD The DAIS Project Group (1999) Baseline Characteristics of the Study Population in the Diabetes Atherosclerosis Intervention Study (DAIS.). Am. J. Cardiol. 84:1004–1010

Ulmer Ausbildungsprofil: http://fakultaet.medizin.uni-ulm.de/studium-lehre/studien gänge/human-medizin/medulm/ausbildungsprofil/ Zugegriffen: 5 Aug. 2016]

Errata zu:
R. Vonthein, I. Burkholder, R. Muche, G. Rauch,
Zeig mir mehr Biostatistik! Mehr Ideen und neues Material für einen guten
Biometrie-Unterricht,
https://doi.org/10.1007/978-3-662-54825-7

Folgende Änderungen wurden auf den angegebenen Seiten ausgeführt:

Kapitel 6:   S. 69: Abbildung 6.4. wurde durch die korrekte Abbildung mit Beispiel-
formulierungen für die Interpretation von Ergebnissen ersetzt.
Kapitel 9:   S. 107: Abbildung 9.4 ist jetzt farbig.
S. 108: Abbildung 9.5 ist jetzt farbig.

Buchumschlag: Auf dem Buchrücken wurde der fehlende Trennpunkt zwischen den
Autorennamen Burkholder und Muche ergänzt.

Die Online-Version des ursprünglichen Buches ist unter folgendem Link verfügbar:
https://doi.org/10.1007/978-3-662-54825-7.

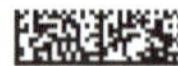